LE

MAGNÉTISME TRIOMPHANT

LE
MAGNÉTISME TRIOMPHANT

EXPOSÉ HISTORIQUE ET CRITIQUE DE LA QUESTION

PAR

G. MORÉTY

Rédacteur de la Revue *le Magnétisme*

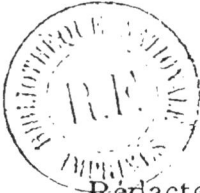

PARIS

AUGUSTE GHIO, LIBRAIRE-ÉDITEUR

1, 3, 5 ET 7, GALERIE D'ORLÉANS

(Palais-Royal)

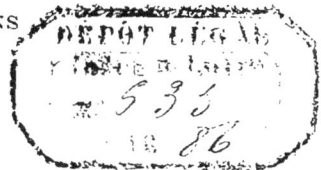

Au meilleur des Amis

AU PLUS BIENVEILLANT DES MAITRES

A DONATO

PRÉFACE

Le livre que nous écrivons n'est pas un traité de magnétisme.

Nous laissons à notre maitre Donato, dont la compétence et la science profonde sont incontestées, le soin de publier, sur ce sujet, les résultats de ses études (1).

Nouveau venu dans la carrière, nous ne saurions prétendre à enseigner.

Ce que nous voulons faire est plus simple :

C'est un exposé, aussi clair, aussi précis que possible de la question du Magnétisme dans le passé et dans le présent.

Nous constatons ce qui a été accompli, en jugeant selon notre conscience les œuvres et les hommes.

Le Magnétisme, depuis Mesmer jusqu'à ces dernière années, avait été violemment combattu de toutes parts.

S'il est vainqueur aujourd'hui, si ses adver-

(1) La Revue le *Magnétisme* donne ces résultats dans les articles portant pour titre: *Leçons de magnétisme pratique* et le *Magnétisme expliqué par demandes et par réponses.*

saires rendent les armes (plus ou moins franchement), c'est que la vérité, l'évidence, doivent toujours finir par avoir raison de l'erreur.

Quelles causes ont pendant si longtemps
enrayé les progrès de la science qui nous est
chère ?

Tout d'abord, la mauvaise foi des négateurs
intéressés, médecins, académiciens, etc., qui,
ayant leur siège fait, ne voulaient rien admettre de ce qui contredisait les dogmes professés
dans les chaires officielles et les théories
soutenues dans les lourds in-octavos des
« princes » de la science (1).

Quand les expériences des magnétiseurs
réussissaient, les négateurs criaient à la fraude,
à la duperie.

Lorsqu'elles échouaient, c'étaient des gor-
ges-chaudes, des railleries sans fin : « Vous
voyez bien ! Quand nous vous le disions ! Il
suffit de regarder le magnétisme de près, *scientifiquement*, pour qu'il n'en reste rien ! »

Voyons maintenant si les magnétiseurs n'ont
eu rien à se reprocher.

---

(1) En 1831, le docteur Castel, s'opposant à l'impression du
rapport de M. Husson à l'Académie de médecine, disait :
« Si la plupart des faits annoncés sont vrais, *ils détruisent
la moitié des connaissances physiologiques*, et il *est* DANGE-
REUX DE PROPAGER CES FAITS PAR L'IMPRESSION. »
Toute l'honnêteté de MM. les savants officiels est dans cette
conclusion monumentale.

La vérité est que beaucoup d'entre eux ont prêté au ridicule par des exagérations inacceptables.

Ces exagérations ont été le prétexte mis en avant par nos ennemis de parti pris pour repousser pêle-mêle le vrai et le faux.

« Ah ! s'écrie Donato (1), que ne peut-on faire table rase de tout ce qui a été exécuté, écrit, raconté ! Combien de fois j'ai pu m'apercevoir que ce qui nuit le plus à notre cause, *c'est son passé !* On combat beaucoup moins nos idées que la pensée qu'on nous prête. Une légende s'est formée, des milliers d'erreurs se sont accréditées à la longue, et lorsqu'on nous regarde c'est moins nous qu'on voit que le miroir trompeur, le décevant mirage des mensonges accumulés depuis un siècle. »

Puis sont arrivés les thaumaturges, fabricants de prodiges, mystificateurs abominables, qui ont jeté sur le magnétisme le discrédit et la honte.

Après les thaumaturges, les prestidigitateurs. De ce que les tours de passe-passe de ces derniers n'étaient que de l'adresse, de l'ha-

(1) Préface du livre *la Fascination magnétique.*

bileté, on en a conclu que tous les magnétiseurs faisaient également des tours.

Il y a peu de temps encore, en plein congrès scientifique de Nancy, un professeur de
droit, M. Liégeois, parlant de nos expériences,
n'obéissait-il pas à un préjugé absurde en
nous englobant tous sous le nom de prestidigitateurs ! Et pourtant il reconnaissait que ces
expériences sont sincères, puisqu'il les décla-
rait dangereuses !...

Quant au public, porté à l'enthousiasme et
à la crédulité, lorsqu'il s'était aperçu qu'on le
trompait, il n'avait plus voulu entendre parler
du magnétisme.

Pour lui, qui n'avait pas le temps d'examiner, de distinguer, magnétisme voulait dire :
somnambulisme lucide, double vue, vue à
distance, prédiction de l'avenir, etc., etc. Du
moment où il était volé par les somnambules à 20 francs la séance comme par les
médiums forains à 25 centimes la consultation,
le magnétisme n'existait pas, n'avait jamais
existé.

D'où la déconsidération dans laquelle, pendant près de trente ans, étaient tombées les
expériences de magnétisme.

Cette déconsidération, Donato est parvenu à l'effacer, à la faire oublier, mais au prix de quels travaux, de quels efforts !

Aujourd'hui que la science reconnait l'authenticité des phénomènes, on voudrait mettre de côté l'homme qui a pour ainsi dire ressuscité le magnétisme et rejeter avec lui ses prédécesseurs et ses émules.

C'est pour rendre hommage à la vérité et prémunir le public contre les mensonges enseignés par des personnalités dont la situation officielle semble une garantie que nous publions ce travail.

Quelques savants, pédants, orgueilleux et sans scrupules, ne seront pas contents de notre franchise.

Peu nous importe.

Nous aurons avec nous tous les amis de l'impartialité, de la vérité et de la lumière.

Tours, 1er octobre 1886.

LE

MAGNÉTISME TRIOMPHANT

I

Avant Mesmer

Le *Magnétisme* est aussi ancien que le monde. Nombre de philosophes et de thaumaturges, chez tous les peuples de l'antiquité, l'ont pratiqué, mais sans avoir de notions bien précises des effets et des causes.

La médecine par attouchement et imposition des mains, par la fascination à l'aide des yeux, se retrouve dans l'histoire des Indiens, des Égyptiens, des Hébreux, des Grecs, des Romains, des Gaulois, etc.

Pomponace, au commencement du xvie siècle, reconnaît que certains hommes peuvent produire sur d'autres des effets remarquables par la force de la volonté.

Paracelse acquiert une grande célébrité en guérissant, par l'imposition des mains, des maladies réputées incurables.

En 1630, un médecin célèbre, Van Helmont, écrit : « Il y a dans l'homme une énergie telle que, par sa seule volonté et son imagination, il peut agir hors de lui, imprimer une vertu et exercer une influence durable sur un objet très éloigné. » Il donne à cette « énergie » le nom de *Magnétisme.*

En 1673, Maxvell publie son traité de la *Médecine magnétique.*

« Mais, comme l'a excellemment dit Donato (1), les précurseurs de Mesmer étaient : les uns des thaumaturges agissant en secret, se servant mystérieusement d'une force qu'ils avaient constatée sans pouvoir ou sans vouloir chercher à l'expliquer ; les autres des métaphysiciens qui se sont contentés d'écrire sur une matière dont ils ne semblent point avoir eu l'expérience personnelle.

« *Or l'histoire ne peut et ne doit tenir compte que des hommes qui agissent avec efficacité.*

« Les inventions, les découvertes ne prennent jamais date que du jour où elles sont révélées publiquement sous leur aspect véritable et livrées à l'appréciation et à l'investigation des hommes.

« Mesmer fut le premier qui, en magnétisme, joignit l'expérimentation à la théorie et à l'enseignement.

« *C'est donc de Mesmer qu'il faut dater l'avénement du magnétisme scientifique.* »

(1) Revue *le Magnétisme*, n° du 10 février 1886. Introduction par Donato.

II

Mesmer

Mesmer naquit le 23 mai 1744, à Weiler, près de Stein, sur le Rhin.

Il eut dès son enfance un penchant très prononcé pour les sciences naturelles.

Reçu docteur par la faculté de Vienne, il ne tarda pas à se passionner pour le traitement des maladies à l'aide des aimants. Il fit quelques cures remarquables. Mais bientôt ses observations, ses recherches, l'amenèrent à une découverte autrement importante.

Dès 1775 il mit en pratique une science qu'il appela *magnétisme animal*.

⁂

« De même que toute science embryonnaire, dit Donato, le magnétisme animal se composait à l'origine :

« Premièrement, d'un ensemble d'observations concordantes, plus ou moins savamment coordonnées, d'où découlait un fait induit avec plus ou moins de précision ;

« Deuxièmement, d'une théorie judicieuse ou fallacieuse, exacte ou erronée, déduite de ce fait ;

« Troisièmement, des conséquences et des applications que ce fait semblait comporter.

« Le fait découvert consistait dans l'influence bienfaisante que les hommes peuvent exercer les

uns sur les autres dans des conditions à déterminer.

« La théorie assez obscure de Mesmer préten-
dait expliquer ce fait par « un fluide universelle-
« ment répandu, au moyen d'une influence mutuelle
« entre les corps célestes, la terre et les corps ani-
« més, continué de manière à ne souffrir aucun
« vide, d'une incomparable subtilité, capable de
« recevoir, propager, communiquer toutes les im-
« pressions du mouvement, susceptible de flux et
« de reflux. Le corps animal éprouve les effets de
« cet agent, et c'est en s'insinuant dans la subs-
« tance des nerfs qu'il les affecte immédiatement. »

« Sa conséquence, réelle ou forcée, était l'insti-
tution d'une méthode curative d'une application
générale et universelle, moyen efficace autant que
commode de soulager et de guérir tous les maux
dont souffre l'humanité. Le baquet mesmérien,
l'imposition des mains, les frictions, l'application
des aimants étaient les agents matériels et pratiques de cet art de guérir. »

* *
*

Mesmer adressa en 1776 un mémoire sur sa
découverte à tous les corps savants de l'Europe.
Seule, l'Académie de Berlin lui répondit, en le
traitant de « visionnaire ».

A Vienne, il fut bafoué par les médecins, ses
confrères, et obligé de quitter la ville.

Il arriva à Paris en 1778, et son succès fut
énorme. Des médecins distingués se lièrent d'a-
mitié avec lui, devinrent les adeptes de sa doctrine;
mais l'Académie des sciences et la Société de mé-

decine repoussèrent de parti pris la doctrine et les faits.

Mesmer ne se découragea point. Il ouvrit une maison de traitement où les malades accoururent en foule et où plusieurs guérisons furent provoquées par les pratiques magnétiques.

Il demeura à Paris jusqu'en 1781, puis quitta la France pour n'y plus revenir.

A ce moment, malgré l'opposition haineuse des savants, le magnétisme comptait dans notre pays une foule de partisans. Dans nombre de villes il se forma des *Sociétés de l'harmonie*, qui s'occupaient du traitement gratuit des malades.

*
* *

Quoi qu'on puisse penser des théories de Mesmer, qui sont évidemment très contestables, les faits n'en existaient pas moins, et c'est au médecin viennois qu'il faut reporter toute la gloire de les avoir mis en lumière.

Les savants de nos jours ne veulent pas entendre parler de lui, sous prétexte que sa doctrine est un tissu d'erreurs.

Est-ce que les sciences les plus solidement établies, la mécanique, la physique et la chimie par exemple, n'ont pas autrefois provoqué les théories les plus divergentes, successivement abandonnées ?

Les études et les travaux des hommes qui ont émis ces théories n'en ont-ils pas moins fait accomplir des progrès ?

*
* *

« Supprimez Mesmer et le magnétisme, dit Donato, vous supprimez forcément de Puységur et le *somnambulisme magnétique* ou *artificiel*, Petetin et la *catalepsie provoquée*, Braid et *l'hypnotisme*, Burq et la *métallothérapie*, Charcot et le *grand hypnotisme*.

« Vous supprimez Deleuze, du Potet, Lafontaine, Charpignon, Liébault, Bernheim, Liégeois, Baréty, Focachon, Charles Richet, Paul Richer, Dumontpallier, leurs remarquables travaux, leur magnifique contribution à l'essor et à l'avancement du magnétisme animal.

« Les savants, quels qu'ils soient, qui font du magnétisme sous des masques d'emprunt, tout aussi bien que les magnétiseurs franchement confessés, continuent Mesmer, en modifiant, par des améliorations successives, ses procédés, ses idées, chacun dans son sens spécial et limité.....

« Il ne faut voir dans le somnambulisme, l'hypnotisme, la fascination, la suggestion, que des rameaux de l'arbre mesmérien, de simples subdivisions du magnétisme animal.

« *Quiconque prétend s'occuper de ces faits étranges doit le respect au maître, à l'initiateur, à Mesmer.* »

III

De Mesmer à Donato

Vers 1784, le marquis de Puységur, ardent disciple de Mesmer, fit faire à la question du magnétisme un pas capital en découvrant *le somnambulisme artificiel*. Mais il nuisit à sa belle découverte par d'incroyables exagérations. On sait en effet que de Puységur croyait pouvoir magnétiser tout ce qui existe, y compris les arbres, les murs, etc., et communiquer à tout objet magnétisé des propriétés curatives.

On commençait à parler beaucoup du somnambulisme, lorsqu'arriva la Révolution, qui fit oublier le magnétisme et les magnétiseurs.

On ne devait plus s'occuper de ces faits extraordinaires que beaucoup plus tard.

En 1808, le docteur Petetin, de Lyon, publia un livre sur l'*Electricité animale*. Dans ce livre on trouve la description des premiers phénomènes observés de catalepsie et d'autres phénomènes moins certains, ceux par exemple relatifs à *la transposition des sens*.

Deleuze, bibliothécaire du Jardin des Plantes, qui était un écrivain de talent et un théoricien remarquable, donna, en 1813, son *Histoire critique du magnétisme animal*, où il avait condensé tout ce que l'on savait sur cette science. Le même devait publier quelques années plus tard l'*Instruction pratique du magnétisme animal*. Il ressort de l'œuvre de Deleuze que l'excellent homme ne trouva pas, dans la pratique, de sérieuses innovations.

En 1815, un prêtre hindou, l'abbé Faria, mettait ses sujets en somnambulisme en leur criant : *Dormez* ! L'abbé Faria expliquait tous les phénomènes par la concentration de la pensée du sujet sur l'idée de sommeil. Les hypnotiseurs de nos jours ont repris cette théorie, qui écarte toute cause objective, fluide, agent nerveux, influence quelconque du magnétiseur.

En 1819, le docteur Bertrand fit un cours très suivi sur le magnétisme et le somnambulisme. Il croyait au fluide. Plus tard, lorsqu'il publia son *Traité du somnambulisme*, il était devenu partisan de la théorie de Faria.

Un des amis du docteur Bertrand, le général Noizet, abandonna comme lui les doctrines fluidiques, mais il y revint par la suite.

Georget, médecin à la Salpêtrière, et Rostan, professeur à la Faculté de médecine de Paris, se déclarèrent pour le fluide magnétique.

Les expériences faites à la Salpêtrière par des médecins de talent et à l'Hôtel-Dieu par le baron Du Potet, appelé à mettre des malades en somnambulisme, firent un bruit énorme.

Ainsi qu'on le verra plus loin (*le Magnétisme et les médecins*), l'Académie de médecine dut nommer (1825) une commission pour examiner un ensemble de faits surprenants. Le rapport de la commission fut favorable.

C'était le baron du Potet qui avait provoqué l'examen. Expérimentateur émérite et rempli d'enthousiasme, du Potet était appelé à jouer un rôle important dans l'histoire du magnétisme. De 1820 jusqu'en 1881, l'année de sa mort, il n'a cessé de lutter, publiant de nombreux volumes et dirigeant l'intéressant *Journal du magnétisme*.

Dans la pratique, du Potet faisait surtout du magnétisme thérapeutique. Malheureusement, il ne s'en tenait pas là ; il croyait à la double vue, aux prophéties somnambuliques, pratiquait les sciences occultes, la magie, et ces rêveries nuisirent considérablement à son œuvre de magnétiseur.

Charles Lafontaine, qui commença à faire parler de lui en 1840, s'occupa aussi de guérir. Il a acquis, dans la cure des maladies, une réputation universelle et des mieux justifiées.

C'est lui qui, par ses expériences, fournit à l'Écossais Braid, en 1842, l'occasion de créer *l'hypnotisme*.

Lafontaine, comme la plupart des magnétiseurs qui l'ont précédé et ceux qui ont vécu de son temps, admettait la *lucidité somnambulique*, la *transmission de la pensée*, etc.

En dehors des noms de Lafontaine et de du Potet, il n'y a guère à citer que ceux de quelques médecins qui, se livrant de la meilleure foi du monde à des fantaisies plus invraisemblables encore que celles des magnétiseurs, ont causé au magnétisme le plus grand tort par leurs échecs devant les corps savants.

Parmi eux figurent les docteurs Berna, Teste, Hublier, Pigeaire, Ricard, etc.

De nos jours, les docteurs Tony-Dunand et Tony-Moilin ont émis des théories quelque peu extravagantes.

L'histoire du magnétisme depuis Mesmer jusqu'à Donato serait incomplète si nous la terminions là ; mais elle se lie intimement aux incidents qui se sont produits pendant cent ans dans les Sociétés médicales, Académies, etc.

Ces incidents sont racontés au chapitre *le Magnétisme et les médecins*, et nous y renvoyons le lecteur.

*
* *

Et maintenant qu'il nous soit permis d'apprécier impartialement, en quelques lignes, l'œuvre de nos devanciers.

A tous, quels que soient leurs écarts d'imagination, leurs rêves, leurs théories plus ou moins hasardées, nous devons un souvenir respectueux et sympathique.

Si, d'un côté, et sans le vouloir, ils ont contribué à retarder l'introduction du magnétisme parmi les sciences reconnues, de l'autre ils ont découvert nombre de faits incontestables et dont l'importance ne fait plus aucun doute.

En prenant dans leurs travaux tout ce qui est bon, nous ne devons pas, à l'imitation de certains savants, revendiquer pour nous les résultats obtenus par d'autres.

Le docteur Philips, parlant des magnétiseurs, disait, en 1860 (1) :

« *Gloire aux enfants perdus du progrès !* Plus dévoués que prudents, ils n'ont pas attendu, pour

---

(1) *Cours de braidisme*, première conférence.

enrter en lice, que les chances du combat se
fussent prononcées, et, jaloux de léguer à l'humanité une vérité salutaire, ils ont traversé de lon-
gues épreuves sans défaillir. »

Dans sa préface de *la Fascination magnétique*,
Donato a écrit :

« *Je veux rendre hommage aux bienfaits répan-
dus à pleines mains par les vrais illuminés.*

« *Leurs chimères ont enfanté parfois des
vérités immortelles.*

« Obstinément animés de convictions profondes,
concentrant toutes leurs facultés vers l'objet d'un
noble culte, ils s'épuisent la santé et la raison
dans des études sans fin, dans un travail sans repos, dans des méditations sans relâche.

« *Ils peuvent se tromper* ; ILS ONT DROIT A
NOTRE ADMIRATION.

. . . .

« L'erreur, oui l'erreur même doit solliciter l'attention du penseur, de l'homme studieux et cher-
cheur, car elle contient toujours le germe d'une
vérité féconde. »

IV

L'Hypnotisme ou Braidisme

En 1841, un chirurgien écossais établi à Manchester, M. Braid, ayant assisté à des séances données par le magnétiseur français Lafontaine, fit des expériences dans lesquelles il se proposait de démontrer la fausseté de la théorie fluidique. Selon lui, il n'y avait pas transmission d'une influence spéciale de l'opérateur au sujet, et les phénomènes « dits mesmériques » pouvaient parfaitement se produire si le sujet fixait attentivement un *objet quelconque*.

Les expériences de Braid prouvèrent, en effet, que le sommeil — cataleptique ou léthargique — survenait chez quelques individus à la suite de la fixation attentive et soutenue d'un point déterminé. Mais, une fois ce sommeil obtenu, comment s'y prenait Braid pour obtenir la série des manifestations magnétiques ? IL SE SERVAIT DES PROCÉDÉS DES MAGNÉTISEURS !...

Donc, le point de départ seul était changé... et encore Braid n'avait rien inventé. Il vulgarisait simplement le système employé depuis des siècles par les fakirs de l'Inde.

*
* *

Les médecins, quand parut le premier livre de Braid sur l'Hypnotisme (1842), s'occupèrent de la question parce qu'il s'agissait d'un confrère — et par-dessus le marché d'un confrère qui cherchait noise aux magnétiseurs. Mais ils n'obtinrent pas des résultats satisfaisants. Ce qu'ils voulaient surtout trouver dans l'hypnotisme, c'était l'anesthésie favorisant les opérations chirurgicales. De ce côté, il y eut quelques mécomptes. Bientôt MM. Broca et Velpeau, qui s'étaient enthousiasmés pour les idées de Braid, n'en parlèrent plus, et, dès 1860, les docteurs Demarquay et Giraud-Teulon publiaient leurs *Recherches sur l'hypnotisme*, où ils déclaraient : C'est une découverte *peu riche en observations, une découverte mort-née. Elle est restée accrochée en route.*

Les efforts du docteur Philips (Durand, de Gros), partisan acharné de Braid, qui publia cette même année son *Cours de Braidisme*, furent impuissants à ressusciter l'hypnotisme. Et cependant, dans ce livre, malgré des théories fort contestables, des contradictions évidentes et des affirmations risquées, il y avait d'excellentes choses. Mais le siège de la médecine officielle était fait, et le docteur Philips avait le tort considérable de ne pas ménager les savants et de leur reprocher de *nier obstinément ce qui éclatait aux yeux de tout le monde.*

L'Hypnotisme fut donc enterré, et les livres de Braid sur la matière ne furent même pas traduits en notre langue.

Le Braidisme ne devait être exhumé que quelque vingt ans plus tard, à la suite des expériences de Donato, lorsque le célèbre magnétiseur, par l'évidence et l'éclat des résultats qu'il obtenait sur des milliers de personnes, émut quand même l'indifférence plus ou moins sincère des académies et des sociétés médicales.

*
* *

Encore quelques mots sur le système de Braid· L'hypnotisme, tel que le chirurgien écossais l'avait conçu, n'existe pas. Sur cent personnes regardant avec obstination un objet brillant, il s'en trouve à peine quelques-unes tombant dans l'état hypnotique. De plus, cet état peut être provoqué par des moyens absolument différents. De plus encore, sur cent personnes que le procédé hypnotique n'influence pas, vingt cèdent au bout de cinq minutes à la puissance d'un bon magnétiseur. Enfin, l'on peut obtenir la plupart des phénomènes prétendus *hypnotiques* (ce mot, tiré du grec, veut dire *sommeil*) sans provoquer aucune espèce de sommeil. Il y a donc contradiction entre le mot et la chose.

Cette part faite à la critique, nous devons reconnaître que Braid eut le très grand mérite de réduire le principe magnétique à de justes proportions, et, selon l'expression de Donato, « de discerner la nature physiologique des phénomènes magnétiques par opposition aux théories physiques ou métaphysiques qui avaient cours avant lui. »

Braid fut le premier magnétiseur physiologiste : c'est pour le chirurgien écossais un titre de gloire autrement sérieux que le prétendu hypnotisme.

V

Le Magnétisme et les Médecins

En arrivant à Paris, en 1778, Mesmer, qui, ne l'oublions pas, était lui-même docteur en médecine, se lia avec d'Eslon, premier médecin du comte d'Artois.

D'Eslon, très enthousiaste, s'offrit à saisir la Société Royale de médecine des expériences de son ami. Mesmer accepta. D'Eslon lut devant la Société un rapport en faveur du magnétisme. Résultat immédiat : un vote émis par la Société suspendit d'Eslon et proposa de le rayer du tableau des médecins de la Faculté *s'il n'abjurait pas ses erreurs!*

Quelques années plus tard, en 1784, une commission composée de membres de l'Académie des sciences et de la Faculté de médecine consentit à s'occuper encore de la question.Le rapport, rédigé par Bailly, fut très dur pour le magnétisme. Deuxième enterrement, malgré les protestations d'un des commissaires, l'éminent Laurent de Jussieu.

La Révolution arriva. Le magnétisme parut oublié. Mais les travaux de Deleuze, du docteur Bertrand, les expériences de l'abbé Faria (1810 à 1820) obligèrent quand même les corps savants à reprendre l'examen des faits magnétiques constatés jusque dans les hôpitaux par des hommes dont la science n'était pas plus douteuse que la

bonne foi. En 1825, le baron du Potet réussit à
forcer la porte de l'Académie de médecine, qui
dut étudier ses expériences. Une commission fut
nommée, et six ans après (le travail avait été labo-
rieux) le docteur Husson lisait un rapport de tous
points favorable au magnétisme. Il y eut scission
parmi les académiciens. Le rapport ne fut ni
adopté ni repoussé. Au fond, c'était le troisième
enterrement officiel d'un mort qui se portait à
merveille et se savait certain de ressusciter.

En 1837, nouvel appel à l'Académie de médecine
par un docteur magnétiseur, M. Berna. Le docteur
Dubois (d'Amiens), nommé rapporteur, fit adopter
des conclusions absolument outrageantes pour les
magnétiseurs. Quatrième enterrement.

Un peu plus tard, M. Burdin, membre de l'Académie de médecine, qui ne croyait pas au magnétisme, offrit un prix de 3,000 francs à quiconque
démontrerait le *somnambulisme lucide*, c'est-à-
dire prouverait qu'un somnambule peut lire sans
le secours des yeux et de la lumière. Cette pro-
position était un piège, auquel se prirent non pas
des magnétiseurs, mais des médecins partisans
du magnétisme. Trois de ces derniers, qui
croyaient de très bonne foi à *la lucidité* au lieu de
s'en tenir aux phénomènes physiologiques que
déjà l'on osait moins contester, se présentèrent
devant l'Académie : c'étaient MM. Pigeaire, Hublier et Teste. Leur échec fut complet. L'Académie
déclara que désormais elle ne s'occuperait plus du
magnétisme animal. Cinquième enterrement, et
celui-là justifié par les circonstances. Teste, Hublier et Pigeaire, dupes de leurs propres exagérations et de croyances basées sur des faits

instables et douteux, auraient pu, en cette occasion, porter un coup fatal au magnétisme, si celui-ci n'avait été plus fort et que ses maladroits amis et que ses rusés adversaires.

*
* *

Ainsi qu'on le voit, les échecs successifs du magnétisme devant les sociétés savantes se sont produits *surtout* à la suite d'expériences tentées par des *médecins magnétiseurs*, non par des magnétiseurs proprement dits. Le fait est bon à retenir.

*
* *

C'était pourtant un médecin qui devait bientôt réintroduire le magnétisme dans le monde savant..... et cela en cherchant à combattre les magnétiseurs.

L'histoire de la science présente nombre de ces bizarreries, peu à la gloire sinon de l'honnêteté du moins de l'intelligence humaine.

En 1842, eurent lieu en Angleterre les expériences du médecin écossais Braid, destinées à prouver que le fluide magnétique n'existait pas. En même temps que ses théories antifluidiques, Braid apportait un procédé que l'on crut nouveau et un mot tiré du grec. Le mot en question fit fortune dans une partie du monde médical, et les savants consentirent à examiner *l'hypnotisme*. C'était parfait, cela, *hypnotisme* ! Le magnétisme n'existait pas, n'avait jamais existé. *Vive l'hypnotisme* !

Mais, hélas ! l'enthousiasme pour la découverte

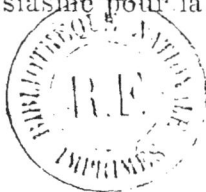

2

de Braid ne dura pas. Le système très défectueux du médecin écossais, employé seul — et par des médecins maladroits — ne pouvait pas produire de résultats sérieux. Le braidisme fut enterré comme l'avait été le magnétisme, et même des docteurs s'avisèrent, tout en reconnaissant les mérites de Braid, de constater—détail absolument exact — qu'au fond lui aussi était un magnétiseur Pauvre Braid

*
* *

Ce ne fut que 16 ans plus tard (*16 ans!*), le 5 décembre 1858, que les docteurs Velpeau et Broca (c'était de leur part un acte de courage) signalèrent à l'Académie *un seul et unique cas d'hypnotisme* observé par eux. De son côté, le docteur Azam, de Bordeaux, publiait [en 1860 une étude sur de curieux faits de somnambulisme.

Et puis? Et puis plus rien.

Les docteurs Demarquay et Giraud-Teulon, dans leurs *Recherches sur l'hypnotisme*, parues en 1860, enterrèrent solennellement cette *découverte mort-née.* Deuxième mise au tombeau du braidisme.

Un médecin de grand talent, le docteur Philips (Durand, de Gros), avait beau, en cette même année 1860, publier son remarquable *Cours de braidisme* ; on ne le lisait même pas, et personne n'en soufflait mot (1). MM. les savants officiels avaient peut-être leurs raisons pour ne pas faire

(1) Aujourd'hui, les médecins veulent tous avoir connu depuis longtemps le livre du docteur Philips. L'éditeur seul pourrait dire combien d'années il a gardé en magasin l'édition complète.

de réclame à cet ouvrage malencontreux. En effet,
le docteur Philips n'est pas tendre à l'égard des
Académies. Qu'on en juge par les passages suivants :

« Une pénible surprise m'attendait à Paris. J'ap-
prends, en arrivant, *que les champions de l'hypnotisme n'ont fait que paraître*, ont tourné bride et
sont rentrés précipitamment sous leurs tentes. » —
Cours de braidisme, préface.

« Les savants, consultés, reculent devant une
franche et honorable rétractation ; pour éviter de
reconnaître ce qu'ils ont si longtemps méconnu, ils
prennent le parti désespéré de se renfermer dans
un système de dénégation et de refus d'examen.
Mais que les savants y prennent garde : NIER
OBSTINÉMENT CE QUI ÉCLATE AUX YEUX DE TOUT LE
MONDE, C'EST SE CONDAMNER A ÊTRE PRIS POUR DES
AVEUGLES. » — *Ibid.*

« Cette découverte immense..., qui vient tirer
la médecine de son insuffisance, *la relever de son
abaissement* et étendre son empire sur la connaissance tout entière de l'homme, *la médecine la re-
pousse*, COMME ELLE A INVARIABLEMENT REPOUSSÉ A
LEUR APPARITION LES DÉCOUVERTES LES PLUS PRÉ-
CIEUSES QUI SONT VENUES SUCCESSIVEMENT L'ENRI-
CHIR. » — *Ibid.*

« Il y a pour les vérités nouvelles quelque chose
de plus redoutable que la persécution : *c'est la
conspiration de l'inertie.* » *Ibid.*

« Quelque chose qui semble la propriété exclusive
de notre époque, *c'est la négation, par la science
enseignante*, de tout un ordre de faits qui sont la
manifestation d'une des grandes faces de la nature
humaine et l'expression la plus admirable de ses
facultés. » *Ibid.*, 6ᵉ conférence.

« Personne n'ignore que les grandes innovations,
que les plus importantes acquisitions de l'esprit
humain furent autant *d'hérésies* qui prévalurent
après une lutte contre la *science orthodoxe*. Pour
nous renfermer dans l'histoire de la médecine,
rappelons que les glorieuses découvertes de Har-
vey, de Jenner et de vingt autres, furent déclarées
coupables au premier chef contre la science. (1) »
— *Ibid.*

« J'adjure la science, et en particulier la médecine, que cette question concerne de la manière la
plus directe, je l'adjure de reconnaître solennellement des faits *qu'elle ne saurait plus longtemps
nier sans léser de la façon la plus grave et la
moins pardonnable les intérêts majeurs de la société*, et sans confirmer son propre discrédit. » —
Ibid.

* *
*

Entre 1860 et 1875, quels travaux ont été publiés
par les médecins sur l'hypnotisme ? Si quelqu'un

---

(1) En 1886 encore, la merveilleuse découverte de M. Pas-
teur contre le virus de la rage trouve des incrédules et des
railleurs jusque dans les Académies.

en connaît plus de quatre (en dehors de ceux ayant
pour auteurs des docteurs adeptes du magnétisme),
il nous ferait plaisir de les citer, et nous les li-
rions avec bonheur. Mais cette citation serait
difficile : les travaux n'existent pas.

La première étude importante due à un médecin
est un article donné par M. Charles Richet en
1875 au *Journal de l'anatomie et de la physiologie*.
En 1875, vous entendez bien!.... juste au moment
où Donato venait de faire ses premières expériences à Paris ! Le succès obtenu par le jeune
mais déjà incomparable magnétiseur avait fait un
tel tapage que les savants ne pouvaient plus garder le silence. Le *Journal d'anatomie et de physiologie* ne dit pas un mot des expériences de Donato, bien entendu, mais il aurait été absolument
impossible à l'auteur de traiter la question du somnambulisme comme il le fit s'il n'avait assisté aux
séances de magnétisme données par notre maître
et ami. Nous savons d'ailleurs qu'il y était.

*
* *

En 1876, 1877 et 1878, Donato parcourt l'Europe,
revenant souvent en France, et il constate que,
bon gré, mal gré, la science officielle, sans jamais
le nommer, enregistre ses expériences et s'appli-
que à les copier plus ou moins habilement dans
les hôpitaux.

C'est en 1879, à la Salpêtrière, que le docteur
Charcot démontre que certaines hystériques peuvent, sous l'influence d'un bruit retentissant,
tomber en catalepsie. Or Donato avait constaté
en 1876 la catalepsie produite sur un sujet par

2.

un *forte* de l'orchestre, et les journaux parisiens avaient mentionné le fait !

Toujours en 1879, le docteur Baréty, de Nice, qui avait assisté dans cette ville à des séances de Donato, se met à étudier la question. Il devient un magnétiseur enthousiaste, croyant au fluide (qu'il appelle *force neurique rayonnante*), et un peu plus tard, à Paris, initie le docteur Dumontpallier, médecin en chef de la Pitié, qui se met à faire sur les hystériques de son hôpital des essais très intéressants.

A l'étranger, le mouvement provoqué par Donato est encore plus marqué. Partout des livres se publient sur le magnétisme et l'hypnotisme. Mais les savants belges, allemands, russes, etc., n'affectent pas d'ignorer, comme nos compatriotes, que Donato existe. Ils parlent beaucoup de lui, les uns pour l'exalter, les autres pour le critiquer. Le critiquer, c'était reconnaître son importance. La plupart de nos savants, encore sous l'empire de préjugés féroces, ne font pas même à Donato l'honneur d'une mention.

*   *
*

Mais ce n'était là que le commencement.

A la fin de 1881, après que Donato eut donné dans la salle Hertz, à Paris, des séances où il magnétisait des spectateurs, commença une véritable avalanche d'articles, de brochures et de livres.... sur l'*Hypnotisme*.

Braid, oublié depuis près de 20 ans, fut exhumé, glorifié, porté aux nues. Sa *Neurypnology*, que l'on ne connaissait que par ouï-dire, fut enfin traduite en français, pour les besoins des hypnotiseurs de fraîche date. Dans cette *Neurypnology* on trouva tout.... et le reste. Elle devint le livre sacré, le bréviaire.

Le retentissement des expériences de Donato était la cause de ce beau zèle. On ne voulait rien devoir au magnétiseur : il fallait bien se rejeter sur Braid.

*
* *

A partir de ce moment, le magnétisme était vainqueur. On avait beau changer son nom, le travestir, continuer à laisser dans l'ombre les simples magnétiseurs : c'étaient Mesmer, Puységur, Deleuze, du Potet, etc., etc., qui l'emportaient enfin sur leurs adversaires.

Comme l'a dit fort sensément Lafontaine dans la préface de la 5e édition de l'*Art de magnétiser* (1), « qu'importe le nom ? Depuis que le monde existe, le magnétisme s'est produit sous tant de noms divers qu'un nom de plus ne tire pas à conséquence....·

« L'hypnotisme n'est qu'un nom et une forme nouvelle d'employer le magnétisme. Ses plus chauds partisans seront forcés de constater un jour *qu'ils nous ont fait une querelle de mots.* »

*
* *

Donc, c'est à partir de 1881 que le monde médical, en la personne de ses sommités les plus com-

(1) 1 vol. in-8°, chez F. Alcan, 1886.

pétentes, étudia et provoqua résolûment les phénomènes magnétiques.

Dans la plupart des hôpitaux de Paris on fit des expériences.... et l'on bâtit des théories : l'un n'allait malheureusement pas sans l'autre.

Partout on travaillait, partout on discutait, partout on tentait de définir et de classer.

La discussion, comme toujours, n'aboutissait pas à grand'chose ; les définitions étaient contradictoires, hasardées, les classifications plus hasardées encore, ainsi que l'est nécessairement toute besogne trop hâtive.

Mais les faits, eux, restaient, et ces faits étaient bons : voilà ce que nous nous plaisons à reconnaître.

*
* *

Nous n'avons pas ici la place voulue pour donner des détails sur les expériences faites par les médecins depuis cinq ans.

Nous avons assisté à quelques-unes de ces expériences, nous avons lu avec soin l'exposé de celles dont nous n'avons pu être témoin.

Elles sont toutes fort intéressantes, et nous ne faisons aucune difficulté d'avouer que les médecins, grâce à leurs connaissances spéciales, sont en mesure d'obtenir des résultats auxquels nous, simples magnétiseurs, ne pouvons prétendre.

Les expériences de MM. Dumontpallier et Bérilon, démontrant la *dualité cérébrale* et ayant donné lieu aux études sur l'*hémi-hypnotisme*, sont particulièrement dignes d'être connues.

Celles de MM. Charcot et P. Richer, sur les hystériques, auxquelles ils ont donné le nom de *grand hypnotisme*, sont également des plus remarquables.

Les travaux de MM. Bourru et Burot, à Rochefort, les faits de *stigmatisation* provoqués par eux sur des malades, ont une haute portée sur laquelle nous ne pouvons insister ici.

Le docteur Liébault, Beaunis et Bernheim, à Nancy, ont spécialement travaillé la suggestion, et nous sommes heureux de leur rendre l'hommage qui leur est dû pour leurs curieuses découvertes.

En dehors de ces noms connus, il nous a été permis d'apprendre que dans nombre de villes des médecins éclairés se livraient à des tentatives couronnées de succès.

L'élan a été donné de haut ; rien maintenant ne pourra plus entraver la marche du magnétisme, qui a renversé tous les obstacles.

Aux médecins qui nous ont si longtemps repoussés et ridiculisés nous ne gardons aucune rancune et nous crions : Bravo ! messieurs, et courage !

*
* *

Conclusion :

Pour toutes les personnes de bonne foi qui ont étudié les livres des médecins et ceux des magnétiseurs, ne résulte-t-il pas de cette étude que ceux-là ne font qu'utiliser les travaux de ceux-ci et employer leurs procédés — en se servant de mots différents ?

Laissons de côté la question du somnambulisme lucide, celle de la suggestion mentale, celle de la magnétisation à distance et d'autres encore sur

lesquelles la lumière n'est pas faite. Tenons-nous-
en simplement aux phénomènes physiologiques
et psychologiques reconnus, et qu'on nous dise si
les simples magnétiseurs ne les avaient pas constatés depuis longtemps. Toute la question est là.

**

Il ne faudrait pas s'imaginer cependant, étant
donné cette reconnaissance des faits par les sommités médicales, que tous les médecins y croient.

Combien en avons-nous entendu traiter de *farceurs*, d'*hallucinés*, les expérimentateurs de la
Salpêtrière, de la Pitié, de la Charité, des hôpitaux de Nancy et de Rochefort !

Combien de médecins, hélas ! à partir du jour
où ils ont passé leur thèse, ne lisent plus rien, ne
veulent pas qu'il ait été accompli un seul progrès !
La routine, la paresse d'esprit, la suffisance, les
préjugés dont les corps savants avaient fait preuve
pendant un siècle, se retrouvent chez ces docteurs
à cervelle étroite, et leur entêtement ne finira
qu'avec eux.

**

D'autres admettent les phénomènes constatés
par Charcot, par Dumontpallier, etc. Mais ne
leur parlez pas des magnétiseurs. Les magnétiseurs ne savent rien, et leurs expériences sont
du pur charlatanisme !

**

D'autres encore veulent bien reconnaître que

les magnétiseurs ne sont pas tous des charla-
tans, mais ce qu'on ne leur fera jamais avouer
c'est que les sujets des expériences ne sont pas
hystériques — ou névropathes.

Hystérie ! Névrose ! Névrose ! Hystérie ! Tarte
à la crême

*
* *

Dans certaines villes, des médecins pratiquent
l'hypnotisme d'après leurs maîtres, et d'autres
avouent franchement faire du magnétisme. Les
premiers dénigrent les seconds, et tous sont vili-
pendés en bloc par ceux de leurs confrères qui ne
croient ni au magnétisme ni à l'hypnotisme.

Ainsi va le monde !

VI

Donato, son rôle, ses Découvertes

Donato est né à Liège en 1845. Il fit ses études
à l'Athénée royal de sa ville natale, où son père
était professeur.

A quinze ans, Donato s'engageait au 3e régi-
ment de chasseurs à pied. Il devint assez rapidement officier, mais il ne tarda pas à donner sa
démission pour entrer dans le journalisme.

Il publiait dans un journal de Bruxelles des
chroniques qui avaient le plus grand succès,
lorsqu'il connut le chanoine Mouls, rédacteur de
la *Rénovation religieuse*, lequel s'occupait beaucoup de magnétisme.

Le magnétisme! Donato y croyait si peu à cette
époque qu'il fit des conférences et des articles
contre M. Mouls. Celui-ci répliqua, puis... un
beau jour, le chanoine finit par convaincre son
adversaire.

Donato ne fut pas seulement convaincu. Il devint presque aussitôt l'apôtre de la science qu'il
avait combattue et se révéla puissant magnétiseur

C'est à Liège, son pays, qu'il débuta, en don-
nant *45 séances* dans lesquelles il magnétisa plus
de cent personnes notables de la ville, dont le
neveu de M. Frère-Orban et l'avocat Cudell.

En 1875, le jeune magnétiseur arrivait à Paris

et faisait des expériences qui commençaient sa prodigieuse réputation.

*
* *

Or, en cette même année 1875, où en était le magnétisme ?

Le Maître a fort bien décrit la situation dans les termes suivants :

« Jusqu'à cette époque, le grand public n'avait guère entendu parler de l'hypnotisme et des magnétiseurs autrement que par les parodies plus ou moins habiles ou amusantes présentées par certains prestidigitateurs ou thaumaturges. Le magnétisme scientifique n'avait fait que des apparitions fugitives, rapides comme l'éclair : personne n'avait réussi à l'implanter nulle part. Ses principaux coryphées manquaient-ils de talent, d'énergie ou de persévérance ? Nous croyons au contraire qu'ils furent intelligents et capables, mais qu'ils n'aboutirent point.

« Les Sociétés de magnétisme étaient plongées dans le marasme ; les écrivains, sans excepter les plus sages, étaient pris en pitié par la foule moqueuse ; *les médecins qui s'occupaient de magnétisme étaient dédaignés du public et méprisés par leurs confrères.* »

*
* *

Continuons à suivre Donato.

Si en France il avait expérimenté en public sur un seul sujet, à l'étranger il magnétisait, dès

1876, les spectateurs de ses expériences particulières.

Nous le voyons parcourir tour à tour la Belgique, l'Autriche, la Suisse, la Russie, et fasciner des sujets appartenant aux rangs les plus divers de la société. Partout il réussit merveilleusement, partout il se fait acclamer. Les médecins et les savants, témoins des étranges phénomènes provoqués par Donato, publient dans leurs Revues des récits enthousiastes. Dans tous ces pays la cause du magnétisme est définitivement gagnée.

*
* *

Mais restait la France.

En 1881, Donato fait à la salle Hertz ses premières expériences sur des spectateurs parisiens. Le public se passionne. La plupart des journaux constatent à la fois l'habileté et la sincérité du Maître. Les rédacteurs scientifiques de ces journaux, MM. les docteurs Nicolas, Landur, Barré, Roussel, Vigouroux, Servais, Grollet, Quérens, et MM. Henri de Parville, Victor Meunier, Flammarion, Simonin, Félix Laurent, reconnaissent que les phénomènes provoqués par Donato *sont non seulement authentiques, mais encore absolument inédits.*

Des médecins connus vont à la salle Hertz, discutent avec Donato. Les uns se déclarent convaincus ; les autres s'obstinent à voir dans ces expériences de la prestidigitation et du compérage.

*
* *

Et la science officielle, les Facultés, les Académies ?

Les Académies ne soufflaient mot. Les Facultés semblaient dormir.

Ainsi que nous avons déjà eu l'occasion de le dire, les cénacles se recueillaient, attendaient, enregistraient soigneusement les faits, en se réservant de les reproduire bientôt sans paraître avoir entendu parler de *l'initiateur*.

Etait-ce habile? Peut-être. Honnête? Qu'on se prononce.

*
* *

Pendant ce temps, le triomphe de Donato s'accentuait. Invité à donner des séances dans les grands cercles de Paris, notamment au Jockey-Club, au Cercle de la rue Royale, au Cercle des Beaux-Arts, il magnétisait des membres de ces cercles, des jeunes gens du monde. Il fascinait également des invités de la princesse Mathilde, des journalistes, tous hommes connus et que le soupçon de compérage ne pouvait atteindre.

Appelé au fort de Vincennes, il parvint à magnétiser en quelques instants, devant des médecins militaires, plusieurs sous-officiers d'artillerie. Cette séance, racontée par les journaux, fit un bruit considérable.

S'obstiner à nier n'était plus possible. La conviction s'emparait de l'esprit du public et s'y établissait pour toujours.

*
* *

On a pu voir (chapitre *le Magnétisme et les médecins*) quel chemin la cause du magnétisme avait fait depuis 1881.

Les savants, cédant devant la puissance de la
vérité, ont multiplié les expériences, découvert
des faits nouveaux et du plus grand intérêt.

Donato, de son côté, a poursuivi sa carrière
d'initiateur. Ses victoires ne se comptent plus.

La foule partout se presse à ses expériences et
l'applaudit frénétiquement. Çà et là encore on
essaye de lui opposer des obstacles : il les ren-
verse en se jouant, et ses adversaires, confondus
et domptés, mêlent leurs acclamations à celles
des adeptes du magnétisme.

*
* *

Ajoutons que, à l'honneur du corps médical
français, Donato ne rencontre pas seulement
parmi nos docteurs des « emprunteurs » ano-
nymes et peu scrupuleux, ou des calomniateurs
de parti pris.

Il compte au nombre de ses meilleurs amis des
praticiens éminents, des professeurs de Faculté, qui, mettant de côté l'exclusivisme et les
préjugés professionnels, rendent justice à l'éminent expérimentateur et à son œuvre.

De toutes parts, on le consulte sur des cas dif-
ficiles, épineux. Il répond à toutes les questions,
donne tous les éclaircissements, fait profiter ses
innombrables correspondants du trésor de connaissances spéciales qu'il a accumulé en douze
ans d'étude et de pratique. Sa correspondance
quotidienne seule constitue une besogne des plus
extraordinaires. Il expédie souvent plus de cent
lettres dans une journée, et il trouve encore le
temps d'étudier, de donner des leçons et de faire
des séances particulières et publiques.

Parmi les personnes qui lui écrivent les docteurs sont nombreux. On serait très étonné de connaître les noms de ces correspondants, dont plusieurs ont été autrefois des ennemis acharnés du magnétiseur. Mais Donato n'a pas de rancune.

Il n'a pas davantage de fausse vanité. Même lorsque les médecins qu'il a instruits s'attribuent dans leurs livres le mérite d'avoir découvert seuls un fait intéressant, Donato ne s'en offense pas. Il est plein d'égards pour eux et dit en souriant : « Que voulez-vous ? Ils auraient peut-être des désagréments de la part de leurs collègues s'ils avouaient franchement m'avoir consulté. Pardonnons à la faiblesse humaine... et médicale. » Et il continue à renseigner ces messieurs quand ils le demandent !

*
* *

Entrons maintenant dans quelques détails sur l'œuvre et les découvertes de Donato.

Le grand magnétiseur a lui-même, dans une lettre au docteur X..., du Mans, publiée par l'*Union républicaine de la Sarthe* au mois de novembre 1885, donné un aperçu rapide, précis et clair, de son rôle dans l'histoire du magnétisme.

Nous reproduisons textuellement cet aperçu :

« Je puis prétendre, sans qu'il soit possible à personne de contester les faits, que :

« 1º En 1875, j'ai rénové publiquement les phénomènes dits magnétiques, *oubliés de la foule depuis 30 ans ;*

« 2° J'ai apporté, dans la pratique du magnétisme, des perfectionnements nombreux ;

« 3° Partout où j'ai enseigné publiquement le magnétisme, j'ai soulevé l'enthousiasme des spectateurs et provoqué la conviction des esprits les plus rebelles à mes idées ;

« 4° *Jamais je n'ai essuyé, nulle part, la moindre défaite ;*

« 5° J'ai prouvé, le premier, *qu'on pouvait toujours, à toute heure* et *dans tous les milieux,* produire des phénomènes magnétiques constants et indéniables ;

« 6° Aucun savant incrédule n'a pu nuire au succès de ma cause, quels que fussent ses efforts pour me vaincre. Pas une minute, nulle part, le magnétisme n'a périclité entre mes mains ;

« Prenant l'offensive, j'ai bafoué les ennemis du magnétisme, quels que fussent] leur talent et leur situation, mettant sans cesse les rieurs de mon côté et parvenant toujours à vaincre mes adversaires, sans en excepter un seul ;

« 7° Au sein des sociétés savantes, en présence des sociétés de médecine de Varsovie, de Lausanne, devant les professeurs de la faculté de médecine de Lille, de Berne, de Bâle, devant les médecins de Paris, d'Angers, de Verviers, etc., — en séances intimes — j'ai toujours obtenu un succès absolu.

« Donc succès partout, sans cesse, de toutes les manières, *et toujours seul en Europe, sur la brèche, pendant des années.*

« Non seulement j'ai rénové le magnétisme, mais je l'ai mis au pavois. Et j'ose dire, avec un légitime orgueil, qu'il n'est pas de savants en

France et en Europe qui, en magnétisme, ne doivent quelque chose à mes longs efforts et à ma réussite éclatante — même ceux qui s'en doutent le moins et qui, m'ignorant moi-même, se sont inspirés de mes imitateurs et de mes émules. »

*
* *

Les découvertes de Donato et les améliorations qu'il a introduites dans la pratique du magnétisme sont les suivantes :

1° L'état cataleptique provoqué par un bruit violent sur un sujet éveillé ou endormi (1876). Des internes du service de M. Charcot, à la Salpêtrière, ont essayé de revendiquer pour eux cette découverte *en 1878* ; mais il était un peu tard, les journaux parisiens ayant relaté l'expérience de Donato le lendemain même du jour où elle avait eu lieu ;

2° La démonstration, par Donato, que la catalepsie ne se produit que chez les personnes ayant été déjà magnétisées — ou hypnotisées, comme l'on voudra ;

3° L'état cataleptique également provoqué par une lumière intense et inattendue ;

4° La complète inutilité des *passes* pour amener le retour de conscience (réveil) du sujet, ce résultat étant toujours obtenu par Donato au moyen d'un simple souffle sur les yeux ;

5° La constante possibilité de produire presque instantanément la perte de conscience chez les sujets très sensibles. Avant Donato, c'était par demi-heures et par heures qu'il fallait compter, et encore les magnétiseurs éprouvaient-ils beaucoup de difficultés ;

6° Donato a le premier fait ressortir la différence qui existe entre la perte de conscience et ce que le public et nombre de médecins persistent à appeler le sommeil (1);

7° La paralysie ou la catalepsie presque instantanée de personnes robustes, *n'ayant jamais été magnétisées*, par un attouchement, par un regard, sans provoquer l'état d'inconscience, c'est-à-dire à l'état de veille ;

8° La possibilité de réveiller le sujet en laissant persister une ou plusieurs contractures partielles produites pendant qu'il était inconscient ;

9° La production du sommeil normal pendant le somnambulisme et *vice-versa* ;

10° La persistance de l'abolition de certains

---

(1) Voici quelles différences Donato fait ressortir entre le sommeil véritable et l'état d'inconscience plus connu sous le nom de somnambulisme :

DIFFÉRENCES PSYCHOLOGIQUES

Sommeil normal	*État d'inconscience*
1° Inactivité. Conscience endormie, jamais perdue ou morte.	1° Activité inconsciente, c'est-à-dire perturbation de la conscience. Le *sensorium* du sujet devient l'instrument de la volonté d'un autre.
2° Réveil suivi d'un certain souvenir des songes.	2° Oubli de tous les phénomènes au réveil.
3° Ni attention ni réflexion.	3° Souvent attention soutenue et réflexion profonde.

DIFFÉRENCES PHYSIOLOGIQUES

Sommeil normal	*État d'inconscience*
1° Repos des organes des sens et du mouvement.	1° Développement de l'acuité des sens et de l'activité musculaire.
2° On ne peut ni manger ni boire.	2° On peut manger et boire.
3° Besoin impérieux dont la privation entraîne la mort.	3° L'état magnétique n'est nullement nécessaire à l'existence.

Quant aux apparences extérieures, il n'y en a qu'une seule : *l'occlusion des yeux;* mais il est facile de dissiper jusqu'à cette unique apparence en obligeant le sujet à maintenir les paupières relevées.

sens, de l'ouïe par exemple, après le retour à l'état normal ;

11º La fixation obstinée des regards du sujet sur un être ou un objet, et tous les développements extraordinaires de la *fascination* ;

12º L'arrêt des menstrues pendant le somnambulisme ;

13º Les démonstrations rationnelles et probantes de la surdité, de l'hypéracousie, de l'anesthésie, de l'hypéresthésie et de toutes les suggestions psychologiques ;

14º Enfin, Donato est le premier qui ait tiré, dans sa pratique, une ligne de démarcation bien tranchée entre chaque expérience et celle qui la suit. De plus, il ne confond jamais en un seul deux phénomènes simultanés, alors même qu'il se lient intimement. Il met une ordonnance parfaite dans l'exposition des faits et dans leur production, qui, avant lui, apparaissaient comme le comble de l'anarchie.

* *
*

Le docteur Servais, qui a consacré à Donato une étude très complète (1881), s'exprime ainsi au sujet de la science de l'illustre magnétiseur :

« Que lisons-nous dans les ouvrages placés sous nos yeux, et qu'avons-nous toujours vu ?

« L'hypnotisme provoquant quelquefois de la catalepsie, quelquefois de l'hypéresthésie, de l'extase, de la somnolence *ou bien une attaque de nerfs*, c'est-à-dire des effets variés, mais imprévus et incertains, *l'expérimentateur s'en remettant*

3.

purement au hasard, échouant ici et réussissant là.

« Dans la pratique de Donato, on n'observe absolument rien de pareil. *Tout est au contraire prévu, calculé, combiné,* et les manifestations se produisent avec une perfection telle, quel que soit le sujet employé, que cette perfection même devient un motif de doute. L'esprit, d'abord tenté de croire à une habile comédie, n'est définitivement convaincu que par l'*inouïe quantité des sujets* et SURTOUT PAR LEUR QUALITÉ EXCEPTIONNELLE AU POINT DE VUE SOCIAL. »

C'est dans le travail du docteur Servais que nous trouvons encore ceci :

« Donato est assurément l'expérimentateur le plus accompli qui ait existé depuis Mesmer jusqu'à nos jours.

« Si le magnétisme a enfin vaincu ses nombreux ennemis, l'aveuglement, l'envie et la routine, c'est surtout grâce à Donato, grâce à ses efforts constamment publiés et invariablement couronnés par de triomphants succès ; c'est grâce à *sa méthode infaillible et rationnelle,* grâce aux expériences logiques et concluantes qu'il a instituées ; c'est grâce à ses découvertes, à sa science profonde, grâce à sa persévérance inouïe, à son infatigable ténacité, à son énergie indomptable. »

M. Edouard Cavailhon, dans le livre qu'il a publié en 1882 sur la *Fascination magnétique,* apprécie comme il suit les expériences du Maitre :

« Ce qui distingue surtout les expériences de

Donato, c'est qu'il les a soigneusement dépourvues de tout le bagage ou langage charlatanesque de presque tous ses prédécesseurs, bagage et langage qui avaient jeté une si grande défaveur sur l'étude des phénomènes magnétiques.

« Le soin scrupuleux avec lequel il rejette tout ce qui, de près ou de loin, peut rappeler les pratiques du charlatanisme, devait lui valoir et lui a valu l'attention et la sympathie des hommes sérieux, des chercheurs désireux de connaître *et ne s'entêtant pas à nier par la seule raison qu'ils ne peuvent comprendre.*

« Donato ne vient pas dire : Je puis magnétiser *tout le monde;* mais il dit : Mettez-moi en présence de certains individus, *choisissez-les du tempérament que vous voudrez,* j'en MAGNÉTISERAI. Amenez-moi dans une caserne, je ferai subir mon influence à des soldats ; dans une grande fabrique, je la ferai subir à des ouvriers; dans un salon, je magnétiserai des hommes du monde. *Puisque vous aurez vous-même choisi les sujets, vous serez bien certain qu'ils ne peuvent être d'accord avec moi.*

« Devant une sincérité semblable, comment ne pas s'incliner ? »

Ce chapitre était écrit depuis quelque temps déjà, lorsque les expériences de magnétisme ont été interdites en Italie, sur l'avis des médecins de ce pays.

Donato, qui, jusqu'à ce jour, avait montré à l'égard des docteurs, ses imitateurs plus ou moins loyaux, une condescendance indulgente, a fini par perdre patience.

Tant de méchanceté l'a rendu moins conciliant. Il va revendiquer, dans la revue le *Magnétisme.* avec preuves à l'appui, la priorité de chacune de ses découvertes.

Dans l'avant-propos précédant le compte rendu sténographique d'une séance donnée à Lausanne en 1880, il s'exprime ainsi :

« Des hommes dont on exalte à bon droit la science ont bien voulu condescendre à s'attribuer la paternité de mes œuvres.

« Ces derniers ont dépassé mes plus ambitieuses espérances, et ma modestie s'effarouche d'un tel excès d'adulation. Le sort brillant que l'on veut faire à mes enfants ne saurait me consoler de leur abandon et de leur ingratitude ! Je les ai élevés avec tant d'amour, je leur ai prodigué tant de soins, ils m'ont coûté tant d'efforts, de fatigues, tant de sueurs, tant d'alarmes, tant de patience, tant de persévérance obstinée !

« Aujourd'hui que tout le monde leur fait la cour et les admire sous les brillants habits chamarrés de grec et brodés de latin dont les ont affublés les docteurs, je rends grâce au ciel qui m'a donné la force de les concevoir et de les élever.

« Je m'enorgueillis d'être leur père, et j'aime à ce qu'on ne doute point de cette paternité légitime autant qu'agréable à mon amour-propre. »

Nous estimons que notre excellent maître aurait dû, depuis plus longtemps, démasquer les plagiaires diplômés qui l'ont volé si effrontément.

VII

Les Applications du Magnétisme

Bien des gens, une fois qu'ils ont enfin été con
aincus de l'authenticité des phénomènes magnétiques, posent cette question : *A quoi cela peut-il
servir ?*

N'est-ce qu'un amusement pour les spectateurs
des expériences et un moyen de gagner de l'argen t
pour le magnétiseur ?

Il nous est facile de répondre, et Donato a déjà,
en maintes circonstances, donné à ce sujet toutes
les explications désirables.

Dans un entretien qu'il avait au mois de novembre 1885 avec M. Willox, rédacteur de *l'Union
Républicaine de la Sarthe*, il disait :

« Les expériences que je soumets au public sont
pourvues de cette utilité générale et indiscutable
qu'ont tous les enseignements de vérités quelles
qu'elles soient. L'homme ne saura jamais assez
des mystères de la nature, et mes expériences sou-
lèvent le voile qui dérobait à ses yeux bien des
faits réels et importants passés inaperçus. De ces
faits pourra jaillir et jaillira certainement plus
tard une science bien établie, offrant d'immenses
ressources pratiques...

« Mais, bornant nos regards à l'état actuel des
choses, nous pouvons déjà offrir des résultats vraiment pratiques, tels que par exemple l'insensibili-

sation permettant d'accomplir des opérations chirurgicales sans recourir aux anesthésiques habituels : chloroforme, protoxyde d'azote, etc., qui offrent, en certains cas, beaucoup d'inconvénients et même de dangers.

« Il y a plus : c'est que, *par la suggestion*, nous pouvons quelquefois remplacer les médicaments, et, par le seul effet de cette suggestion, faire accomplir l'opération physico-chimique qu'aurait produite le médicament lui-même dans le corps de l'homme.

« Ce qui est désormais acquis comme praticable sur tous les sujets, c'est de vaincre leurs répugnances naturelles et de les forcer ainsi à prendre les médicaments qu'ils repoussent à l'état normal.

« Des applications analogues peuvent être faites au point de vue moral, artistique, etc.

« J'ajouterai que des magnétiseurs très dignes de foi, tels que le docteur Liébault, de Nancy, et M. A. Bué, de Paris, signalent de nombreuses guérisons qu'ils ont obtenues par le magnétisme (magnétisation directe sans somnambulisme). »

***

Donato parlait ainsi en novembre 1885, c'est-à-dire à une époque où les adversaires quand même, non du magnétisme mais des magnétiseurs, auraient pu lui dire : « Vous venez après des docteurs éminents, après Charcot, après Dumontpallier, après Bernheim, après Beaunis, après Liébault, etc., etc., qui font depuis longtemps tout cela ! »

Ces messieurs, s'ils s'étaient avisés de formuler

pareille plaisanterie, auraient bien vite été obligés
de s'amender, car Donato *avait déjà écrit il y a
huit ans*, en 1878, dans un journal de Nice, un
article dont nous croyons devoir détacher le pas-
sage suivant :

« Je voudrais qu'on mariât le magnétisme et la
thérapeutique, afin qu'ils pussent se soutenir
mutuellement pour l'allègement et la guérison
des malheureux que torture la maladie.

« *Le magnétisme éclaire la science médicale* ;
armé de son flambeau, il la guide dans le dédale
des choses occultes dont la connaissance ou tout au
moins l'étude est indispensable pour réunir en
une vaste synthèse et un lumineux faisceau l'ensemble des causes déterminantes de tous les phénomènes vitaux dont l'homme est le sujet.

« En retour, l'anatomie, la physiologie offrent
au magnétisme d'indispensables ressources, des
indications sûres, de précieux points de repère....

« Pratiquons donc la sage doctrine de Confucius;
médecins et magnétiseurs, aidons-nous, *secourons-
nous les uns les autres au lieu de nous entre-dé-
chirer*. »

**
*

Rappelons-nous que Mesmer employait le magnétisme exclusivement à la cure de certaines
maladies.

D'Eslon, Puységur, Deleuze, Faria, Bertrand,
du Potet, Foissac, Lafontaine, Teste, Hublier, Pigeaire, et tant d'autres, n'avaient pour but que de
guérir.

La magnétisation directe — que l'on attribue les

effets produits à telle cause ou à telle autre — a incontestablement fait des cures extraordinaires. Aujourd'hui encore, le docteur Liébault, de Nancy, ne magnétise-t-il pas des enfants au-dessous de trois ans, *pendant leur sommeil normal*, et ne parvient-t-il pas à guérir des coqueluches, des bronchites, des diarrhées, par la seule imposition des mains sur la tête et le corps des petits malades (1)? Ce n'est certes pas l'imagination de ces enfants que l'on peut invoquer comme cause adjuvante.

Admettons que des magnétiseurs aient exagéré les résultats par eux obtenus. Ces résultats sont tellement nombreux, se sont produits devant tant de témoins, jusque dans les hopitaux, qu'il est impossible de les mettre tous en doute.

***

L'état somnambulique, dans lequel l'anesthésie est générale et profonde, favorise au plus haut degré les opérations chirurgicales.

Ici, les médecins n'élèvent plus aucune contestations.

De nombreuses et graves opérations ont été faites depuis 1820 jusqu'à nos jours pendant le sommeil magnétique. Elles ont victorieusement démontré que l'anesthésie ainsi obtenue était de beaucoup plus sûre que celle du chloroforme, de l'éther, etc.

(1) Voir la curieuse brochure intitulée : *Etude sur le zoomagnétisme*. dans laquelle M. Liébault, devenu partisan de la théorie d'un « agent nerveux », qu'il avait longtemps combattue, rapporte de curieux cas de guérison dus à la magnétisation.

Il est également reconnu par les médecins que l'hypnotisme a dans l'hystérie d'heureux résultats. On prévient et on arrête les attaques, on en modère l'intensité, on en raccourcit la durée. La chorée, la paralysie, les contractures qui suivent les attaques hystériques, cèdent très souvent à l'emploi de l'hypnotisme, avec ou sans suggestion, selon les circonstances.

*
* *

Par la suggestion pendant l'état somnambuliqu e on arrive à des effets surprenants.

Des malades rebelles, qui ne voulaient pas prendre certains médicaments, n'hésitent plus. Ils avalent les potions les plus désagréables avec plaisir.

Quelquefois, ces médicaments peuvent être remplacés par de l'eau pure, des pilules de mie de pain, qui, grâce à la suggestion, deviennent des médecines incomparables (expériences faites à la Salpêtrière, à la Pitié, etc).

Des maladies nerveuses ont complètement disparu à la suite de l'affirmation faite aux malades qu'ils étaient guéris.

Les faits de ce genre pullulent aujourd'hui. Il n'est pas un journal médical dans lequel on n'en trouve l'exposé.

*
* *

Il est possible en outre, par la suggestion somnambulique, de modifier le caractère d'un individu, de l'améliorer moralement et intellectuellement.

Les docteurs Liébault et Bernheim ont obtenu, dans cette voie, des résultats remarquables, surtout chez les enfants (1).

Bien entendu, tous les sujets mis en somnambulisme ne sont pas également impressionables. Il en est sur lesquels la suggestion n'agit pas, d'autres chez qui elle ne produit que des effets peu durables. Mais, enfin, il suffit que des cas décisifs aient été constatés pour encourager médecins et magnétiseurs à appliquer le magnétisme à l'orthopédie morale et à l'éducation.

*
* *

Au point de vue de la médecine légale, le magnétisme démontre que certains crimes et délits sont quelquefois commis par des inconscients, c'est-à-dire par des irresponsables. Ne peut-il pas devenir un secours puissant pour les magistrats et les empêcher, en maintes circonstances, de condamner des innocents ?

*
* *

Dans son *Introduction* à la revue *le Magnétisme*, Donato dit ceci :

« Au point de vue philosophique, le magnétisme nous ouvre un nouveau monde. On ne peut prévoir quel parti en tirera l'investigation scienti-

_____

(1) Cette question de la suggestion appliquée à l'éducation morale et intellectuelle des enfants a été vivement agitée au dernier congrès scientifique de Nancy. Le docteur Edgar Bérillon s'est formellement déclaré pour l'hypnotisme et la suggestion méthodiquement employés comme moyens pédagogiques.

fique. Le magnétisme nous réserve peut-être le suprême étonnement du xixe ou du xxe siècle. »

Cela veut dire que bien des mystères sont susceptibles d'être éclaircis par le magnétisme.

Déjà les savants sont à l'œuvre, et, il y a quelques mois seulement, M. le docteur Binet publiait un travail des plus curieux : *la Psychologie du raisonnement expliquée par l'hypnotisme* (1).

Que ceux qui se demandent encore *à quoi cela peut servir* lisent ce petit livre, œuvre d'un médecin qui du reste n'aime pas les magnétiseurs et rejette leurs théories. Qu'ils l'étudient avec attention, qu'ils le méditent, et qu'ils nous disent ensuite si *cela ne sert pas à quelque chose.*

* * *

Mais une objection se présente encore :

Le magnétisme, enfin reconnu par les médecins et adopté par eux, ne doit-il pas leur être abandonné ? Eux seuls ne sont-ils pas capables de l'employer utilement?

Véritablement, cela serait un peu fort. Les magnétiseurs auraient lutté cent ans pour faire éclater la vérité, auraient été bafoués, méprisés, injuriés par les corps savants, et aujourd'hui ils devraient dire humblement aux médecins :

« Maintenant que vous avez cédé, nous vous laissons la place. Seuls vous magnétiserez, seuls vous pourrez bénéficier de nos travaux, seuls vous utiliserez les secrets que nous avons décou-

(1) Un volume de la *Bibliothèque philosophique*, publié chez F. Alcan, à Paris. Prix, 2 fr. 50.

verts, et nous consentons à disparaître, à ne plus compter ! »

On exigerait cela des magnétiseurs ! Allons donc !

Notre maître Donato, à qui l'on a tant reproché — injustement, comme toujours — de faire du magnétisme une science inabordable, réservée à une élite, répond à ce reproche (1) :

« Notre but se résume ainsi : enseigner le magnétisme sous toutes ses faces, développer le goût de son étude, c'est-à-dire le populariser et susciter le désir de le pratiquer utilement.

« *Le magnétisme est essentiellement populaire*, PUISQU'IL POURRA ÊTRE APPLIQUÉ PAR TOUT LE MONDE et rendre des services à l'humanité tout entière lorsqu'il sera plus connu et mieux étudié. »

(1) Introduction à la Revue *le Magnétisme*.

VIII

Quelles personnes
on peut magnétiser

La plupart des magnétiseurs affirment que presque tout le monde peut être influencé par l'action du magnétisme. Hâtons-nous d'ajouter que les mots *être influencé* ne signifient pas *être mis en somnambulisme, en catalepsie*, etc. Ils veulent simplement dire que des effets, plus ou moins accentués, sont ressentis par une grande majorité.

Les médecins, sur cette question comme sur toutes les autres, sont divisés, et cette division tient autant aux procédés divers qu'ils emploient qu'à leur manière d'envisager la question.

Le docteur Philips (Durand, de Gros) ne trouvait que 15 % de sujets sensibles.

Le docteur Liébault, de Nancy, sur 1,011 personnes, n'en a trouvé que 27 absolument réfractaires.

Le docteur Bernheim, également de Nancy, affirme que les sujets réfractaires sont en très grande minorité.

Le docteur Bottey donne une moyenne de 30 % de sujets sensibles chez des femmes de 17 à 42 ans.

Donato dit ceci :

« Je peux magnétiser *à peu près tout le monde*, s'il m'est loisible de faire une série de tentatives

sur les personnes qui auront paru le plus insensibles aux premières expériences. »

Et il démontre victorieusement la vérité de son
assertion en magnétisant, à la sixième, à la
dixième, à la quinzième fois, des sujets n'ayant
rien éprouvé pendant toutes les magnétisations
précédentes.

En ce qui nous concerne, nous avons eu l'occasion de constater souvent que l'influence magnétique parvenait à triompher, après plusieurs
essais, des résistances les plus énergiques, des
natures en apparence les plus rebelles.

*
* *

Abordons la *qualité des sujets*.

Les médecins, en général, disent que les
femmes sont plus susceptibles que les hommes de
subir l'action hypnotique, et quelques-uns ont
même essayé de faire une classification des
femmes les plus sensibles.

Les mêmes médecins ajoutent que les jeunes
gens des deux sexes (14 ans à 25 ans environ) sont
les sujets les plus favorables.

Ils disent encore que la position sociale, l'éducation, l'instruction, établissent des différences
importantes, que les gens du peuple, les illettrés,
les personnes habituées à l'obéissance passive,
anciens militaires, ouvriers, domestiques, sont
plus rapidement et plus profondément affectés
que les individus dont l'intelligence est cultivée ou
qui font profession d'un certain scepticisme.

Et n'allons pas, surtout oublier de mentionner
l'hystérie, l'inévitable hystérie, parmi les causes

qui prédisposent les sujets à être sensibles. Les médecins de l'Ecole de la Salpêtrière, plutôt que d'admettre qu'un individu sain peut être hypnotisé, fouillent dans les antécédents du sujet et recherchent jusqu'au trisaïeul, quand ils le peuvent, les traces hystériques et névropathiques ! Lorsqu'ils ne trouvent rien, ils en sont quittes pour dire qu'il aurait fallu remonter plus haut et que les documents leurs manquent..., mais que si ces documents existaient ils leur donneraient raison.

*
* *

A propos du sexe des sujets magnétisables, Donato dit très nettement :

« Depuis dix ans ce sont les hommes que je magnétise de préférence ».

Dans nos expériences publiques, ce sont toujours des hommes qui viennent se faire magnétiser ; mais dans nos séances particulières nous avons exercé notre influence sur un certain nombre de dames et de jeunes filles. Il résulte de nos observations que les hommes sont tout aussi faciles à magnétiser que les femmes et que l'on ne saurait établir une différence bien marquée de sensibilité entre les deux sexes.

*
* *

Nous sommes d'accord avec les médecins en ce qui regarde l'âge des sujets sensibles. Ce sont en effet les jeunes gens de 14 à 25 ans que l'on magnétise le plus promptement et [dans une proportion élevée.

Relativement à la position sociale, à l'instruction, etc., nous estimons que les médecins ont été
abusés par ce fait bien simple que la plupart de
leurs expériences avaient pour sujets des gens du
peuple, des ouvriers, etc. Ce sont en effet des
pauvres, des illettrés, que l'on trouve généralement dans les hôpitaux. D'autre part, ces illettrés
et ces pauvres sont, de par la force des choses,
incomparablement plus nombreux partout que les
gens aisés et les esprits cultivés. En disant cela,
nous paraissons marcher sur les brisées de
M. de La Palisse, et cependant il était indispensable d'en arriver à cette affirmation. Aussi bien
dans les tentatives des cliniques et des hôpitaux
que dans celles de leurs cabinets, les docteurs ont
trop expérimenté *in anima vili*. Çà et là les essais
faits sur d'autres personnes ont moins bien
réussi : vite d'en tirer une conclusion hasardée et
de poser un dogme.

Ce qu'il faudrait pouvoir faire, le voici : réunir
d'un côté, par exemple, 30 jeunes gens illettrés,
ouvriers, domestiques, hommes de peine, soldats,
etc. ; de l'autre 30 jeunes gens instruits, lycéens,
étudiants, officiers, etc. Puis on magnétiserait
séparément chaque série. Ou nous nous trompons
fort, ou les expérimentateurs arriveraient à des
résultats qui ne leur permettraient plus de distinguer les pauvres des riches, les bacheliers des
individus qui ne savent pas lire.

Sait-on sur qui avaient été faites les premières
expériences de Donato dont les journaux de Belgique, de Russie et de Suisse se sont occupés ?
Sur des étudiants !...... C'étaient des médecins, des
professeurs, qui réunissaient chez eux des jeunes

gens, leurs élèves, leurs amis, leurs parents, et Donato, invité à montrer sa science dans ce milieu — que nos médecins français trouveraient peu favorable — magnétisait immédiatement un grand nombre de ces étudiants et au besoin quelques-uns de leurs professeurs !

Dans les séances publiques, quelles personnes osent se faire magnétiser? Les ouvriers, les employés, etc. Ils se présentent en plus grand nombre, car le respect humain ne les trouble pas. Au contraire, les jeunes gens riches et instruits éprouvent à monter sur une scène une gêne fort compréhensible. Ils ne tiennent guère à se donner en spectacle à leurs amis.

Si cependant il en vient trois ou quatre — et qu'on ne les magnétise pas du premier coup — la foule murmure.

Ceux qui murmurent ainsi ne réfléchissent pas :

1° Que les illettrés qui se sont livrés à l'influence du magnétisme sont au nombre de 25 ou 30 contre quelques *messieurs* ;

2° Que, sans chercher malice, les illettrés se mettent dans les conditions voulues pour être magnétisés, tandis que les autres, préoccupés de l'idée de se moquer un peu de l'expérimentateur, le regardent mal ou même ne le regardent pas du tout.

Lorsque, dans nos expériences intimes, où nous invitons volontiers les notabilités et les journalistes d'une ville, nous avons la chance de trouver des personnes instruites disposées à se faire magnétiser et à suivre rigoureusement nos indications, nous démontrons bien vite que la situation

4

sociale, l'éducation, la culture intellectuelle n'ont
rien à voir dans la sensibilité à l'influence magnétique. L'ouvrier charpentier et l'élève de St-Cyr
sont égaux devant l'opérateur, s'ils se présentent
chacun avec la même bonne foi, sans l'idée pré-
conçue « de faire une farce ».

Pour être magnétisé, en effet, il faut *le vouloir*
et se placer dans des conditions déterminées par
e magnétiseur. Une fois ces conditions remplies,
si le sujet est sensible l'influence fait toujours son
œuvre.

*
* *

A la question de l'hystérie maintenant.

Nous avons déjà dit que la plupart des médecins, professant en ceci les dogmes émis par
l'École de la Salpêtrière, ne veulent pas qu'un
sujet ne présentant aucune trace d'hystérie ou de
névrose puisse être hypnotisé.

Nous nous permettons de croire que les médecins sont dans l'erreur.

Des savants du plus grand mérite et d'autres médecins éminents, plus soucieux d'étudier sans parti
pris les phénomènes et les sujets que d'être
agréables aux doctrinaires de la « diathèse hystérique », sont de notre avis.

M. le docteur Bernheim, de Nancy, ne voit rien
de *pathologique* dans les phénomènes du sommeil
provoqué. Selon lui, la disposition spéciale (sensibilité) permettant d'être influencé est l'apanage
d'un *grand nombre de personnes, et non l'apanage exclusif de la névropathie et de l'hystérie.*

M. le docteur Liébault pense comme M. Bernheim.

M. le docteur Bottey ne considère pas l'hypnotisme comme une manifestation morbide, ni comme une maladie. D'après ce médecin, « *il ne suffit pas que certains phénomènes soient en dehors des faits physiologiques ordinaires pour qu'on soit en droit de les déclarer pathologiques*..... Quant à l'opinion qui ferait du sommeil provoqué une annexe de l'hystérie, elle n'est pas plus juste, *car il peut se manifester chez un grand nombre de sujets sains.* »

*
* *

M. J. Héricourt a publié dans la *Revue scientifique* du 28 juin 1884 un article intitulé : *Le Magnétisme animal en dehors de l'hystérie.* Dans cet article, M. Héricourt dit :

« Il semble qu'on soit porté à regarder le problème du somnambulisme provoqué comme beaucoup plus simple qu'il n'est en réalité.

« La raison en est dans la qualité des sujets que leur champ d'observation quotidienne a offert aux expérimentateurs. *Ayant à soigner des hystériques,* C'EST TOUJOURS SUR DES HYSTÉRIQUES *ou des hystéro-épileptiques* qu'ils ont provoqué des phénomènes qui ont été regardés sinon comme expliquant, du moins comme représentant toute la question du somnambulisme provoqué ou, comme on le dit encore, du magnétisme animal.

« La question est précisément de savoir si tous les faits de somnambulisme provoqué peuvent se ramener à des manifestations morbides hystériformes, ou si autre chose n'est pas de susciter des troubles nerveux chez des hystériques, et autre chose d'obtenir chez des personnes exemptes de cette névropathie l'état spécial du somnambulisme provoqué. »

L'auteur de l'article reconnaît que le système nerveux des hystériques est généralement très impressionnable aux pratiques hypnotiques, mais il ajoute :

« Le domaine du magnétisme animal, et nous employons à dessein cette locution qu'on évite aujourd'hui de prononcer, ne s'étend-il pas sur un terrain plus vaste et même tout différent de celui de l'hystérie ?.....

« Les personnes qui peuvent magnétiser diffèrent des médecins qui explorent le système nerveux des hystériques. Ils ont la prétention d'agir sur des sujets non hystériques, *évitant même ceux-ci à cause des attaques plus ou moins graves qu'ils redoutent de provoquer.* »

M. Héricourt conclut ainsi :

« Le problème du somnambulisme provoqué reste absolument sans solution, *et les expériences sur les hystériques sont plutôt de nature à compliquer qu'à simplifier cette question.* »

★
★ ★

Le docteur Beaunis, de Nancy, dans son étude sur le *Somnambulisme provoqué*, écrit :

« Contrairement à l'opinion répandue, les sujets susceptibles d'entrer en somnambulisme ne sont pas rares, et ici je dois combattre un préjugé qui a cours non seulement dans le public, mais encore chez beaucoup de médecins : c'est qu'on ne peut guère provoquer le somnambulisme que chez les hystériques. En réalité, il n'en est rien. Le somnambulisme artificiel s'obtient avec la plus grande facilité chez un grand nombre de sujets chez lesquels l'hystérie ne peut être invoquée, enfants, vieillards, hommes de toute constitution et de tout tempérament.

« Bien souvent même l'hystérie, le nervosisme, sont *des conditions défavorables* à la production du somnambulisme, probablement à cause de la mobilité d'esprit qui les accompagne et qui empêche le sujet qu'on veut endormir de fixer son attention sur une seule idée, celle du sommeil. Au contraire, les paysans, les soldats, *les ouvriers à constitution athlétique*, les hommes peu habitués à laisser vagabonder leur imagination et chez lesquels la pensée se cristallise facilement, si j'ose m'exprimer ainsi, tombent souvent avec la plus grande facilité dans le somnambulisme, et cela dès la première séance.

« *Le nombre des somnambules est aussi beaucoup plus considérable qu'on ne le croit généralement.* »

*
* *

Donato, qui, ayant magnétisé plus de trente mille personnes, est, croyons-nous, compétent dans la matière, dit à propos de l'hystérie :

« Je ne crois pas qu'il faille être malade ou atteint d'une névrose quelconque pour être magnétisé. C'est là une erreur absolue, propagée par

4.

des cliniciens qui, *n'ayant expérimenté que sur des personnes atteintes de maladies nerveuses*, se sont mépris en généralisant les cas exceptionnels qu'ils ont été admis à traiter.

« Non seulement il ne faut pas, comme on l'a dit à tort dans certains journaux de médecine, être atteint d'hystérie ou d'hystéro-épilepsie pour être plongé dans les états d'hypnotisme, de catalepsie ou de somnambulisme, *mais un grand nombre de femmes hystériques* SONT ABSOLUMENT REBELLES et INSENSIBLES AUX PRATIQUES des MAGNÉTISEURS, tandis que j'ai pu plonger dans un état d'inconscience absolue un grand nombre d'hommes qui, au dire de leur propre médecin, jouissaient à tous égards de la santé la meilleure et dont le tempérament semblait devoir le moins se prêter à subir mon influence. »

**
* **

Il nous semble que ces citations sont concluantes, et nous espérons qu'un jour viendra où les fanatiques de l'*hystérie quand même* abandonneront leur thèse pour rendre hommage à la vérité pure et simple.

**
* **

Terminons par les sages observations suivantes, publiées par Donato dans l'Introduction à la revue *le Magnétisme* :

« Il résulte de la science nouvelle, connue sous le nom de *physio-psychologie,* appliquée au magnétisme humain ·

« Que l'homme virtuellement sensible à l'influence d'un autre homme *peut dans la plupart des cas lui opposer avec succès une résistance psychique par l'exercice de sa volonté;*

« Qu'une idiosyncrasie essentiellement favorable à la production des phénomènes du *magnétisme humain* peut être atténuée, neutralisée ou paralysée par diverses causes psychiques, indépendantes de la volonté, telles que la crainte, le chagrin, la joie, la distraction, etc.

« Que des aptitudes physiologiques *naturellement réfractaires* à l'influence du magnétisme humain *peuvent être surmontées et vaincues* par des causes morales, telles que le désir, la foi, l'imagination, l'esprit d'imitation, etc. ;

« Ces divers antagonismes démontrent combien il est indispensable d'apporter de patience, de prudence, de scrupules, de minutie dans l'étude de ces faits complexes. Au lieu de s'empresser d'en rien conclure de définitif, il faut les envisager longtemps avec la plus grande circonspection. »

. . . .

« Les phénomènes du magnétisme humain ne peuvent se manifester pleinement *sans le concours simultané de deux volontés concordantes* : l'une active pour provoquer le fait, *l'autre passive pour lui servir d'instrument.*

« Il paraît indispensable qu'un être humain *se livre et s'abandonne* à l'expérimentateur ne fût-ce qu'un instant, pour que celui-ci puisse l'influencer d'une manière efficace. »

———

IX

Filiation de la science magnétique

La doctrine de Mesmer pouvait être divisée en deux sections :

1º La *médecine des aimants*, application des pièces aimantées pour guérir les maladies nerveuses ;

2º Le *magnétisme humain*, considéré sous le double aspect des phénomènes vitaux qu'il provoque et de son action curative ou thérapeutique.

⁎

La *médecine des aimants* a engendré successivement :

L'*électrothérapie*, trouvée par le docteur Duchenne, de Boulogne (1855), et universellement appliquée aujourd'hui.

La *dynamothérapie* du docteur Huguet (1857).

La *métalloscopie* et la *métallothérapie*, établies, mises en lumière et pratiquées par le docteur Burq (1850-1884), puis adoptées et élargies par M. Charcot.

⁎

Du *magnétisme humain* découlent :

La *chaleur animale communiquée*, de Laurent de Jussieu (1781) ;

Le *somnambulisme magnétique artificiel*, de Puységur (1784)

L'*électro-biologie*, de Grimes (1848), consistant dans la suggestion vocale sur des hommes à l'état de veille ;

La *force odique*, de Reichenbach, ou acuité exceptionnelle de la perception physique et mentale chez les sensitifs.

La *fascination expérimentale* ou attraction irrésistible exercée par le regard sur des hommes à *l'état de veille*, innovée et pratiquée publiquement par Donato depuis 1875, reproduite en 1881 par le médecin suisse Ladame et en 1883 par le docteur Brémaud devant la Société de Biologie de Paris ;

La *transmisson nerveuse*, de Rambosson (1879) ;

La *force neurique rayonnante*, du docteur Baréty (1881) ;

L'*ondulationnisme*, de Claude Perronet (1884) ;

La *polarité du corps humain,* affirmée par MM. Durville, de Rochas, Chazarain et Dècle, et renouvelée de Reichenbach et de Mesmer.

Ces dernières doctrines sont relatives à des phénomènes qui permettent de supposer, théoriquement du moins, l'influence d'un fluide, d'une force, d'un mouvement agissant sur les sujets par contact ou à distance.

*
* *

L'étude du somnambulisme artificiel a amené de nombreuses dissidences dans l'interprétation des faits.

1° Les fluidistes, tout en employant des méthodes distinctes et variées, veulent expliquer tous les phénomènes par l'action du fluide (force vitale, agent nerveux, etc.)

Nous rangeons parmi les fluidistes déterminés : M. Petetin, auteur de la théorie de *l'électricité animale* (1808) ; Deleuze (1813) ; du Potet 1820) ; Lafontaine (1840) ; Charpignon (1862) ; le docteur Baréty (1881).

Mais il y a des fluidistes indécis, au premier rang desquels nous devons mettre M. Charles Richet, l'éminent directeur de la *Revue scientifique*, et le docteur Dumontpallier.

2° Les *physio-psychologues* rejettent l'hypothèse d'un agent physique et attribuent tout, soit à la puissance de la volonté de l'expérimentateur, soit, chez le patient, à la *concentration de la pensée*, à *l'imagination*, *à la foi*, à ses *dispositions psychiques* ou à son *état organique*.

Le somnambulisme psychique a été innové par Faria (1815), continué par Noizet (1824), Bertrand (1826), de Cuvillers (1822), Braid (1842), et perfectionné par le docteur Liébault, de Nancy (1866) (1).

Depuis 1880, le magnétiseur danois Hansen, se servant des procédés de Braid quelque peu modifiés, a pratiqué publiquement *l'hypnotisme*, et ses expériences ont provoqué la publication de brochures et de mémoires intéressants dus aux savants allemands Heidenhain, Berger, Schneider, Grutzner, Opitz, Ruhlmann, etc.

3° Les *psycho-fluidistes*, admettant la conco-

_____

(1) Aujourd'hui le docteur Liébault, bien que demeuré dans les rangs des physio-psychologues, admet l'existence d'une force inconnue se communiquant du magnétiseur au magnétisé.

mitance de l'action physique et de l'action psychique.

L'étude de l'hypnotisme proprement dit a fait
successivement apparaître :

L'*électro-dynamisme vital* du docteur Philips
(Durand, de Gros) (1855) ;

L'*état hypnotique provoqué sur les animaux*,
par Czermak (1873) ;

La *catalepsie provoquée sur les animaux*, par
Preyer ;

Le *catalepsie provoquée chez les hystériques*,
par le docteur Lasègue ;

Le *grand hypnotisme* (expérience sur les hystériques), par Charcot et Paul Richer.

⁎
⁎ ⁎

En 1882, à Nancy, les docteurs Bernheim et Beaunis, élèves et amis du docteur Liébault, ont observé à nouveau des effets physiques tels que
ceux d'un vésicatoire, des saignements de nez,
provoqués par *la suggestion orale*, et depuis ils ont
étudié spécialement la suggestion tant à l'état de
veille qu'à l'état hypnotique.

En 1884, M. Liégeois, professeur à la faculté
de droit de Nancy, s'est occupé particulièrement
de la suggestion à l'état de veille et à l'état post-
hypnotique au point de vue du droit civil et du
droit criminel.

En 1884 encore, le docteur Bérillon a affirmé la
dualité cérébrale.

En 1885, le docteur Luys, ancien médecin de la
Salpêtrière, a fait de très curieuses expériences
de divination, d'acuité du tact, etc.

La même année, les docteurs Bourru et Burot, à Rochefort, et le pharmacien Focachon, à Charmes-sur-Moselle, ont *par la suggestion orale* provoqué des stigmates sanguinolents sur différentes parties du corps d'un malade.

**

« Voilà, dit Donato, à qui nous avons emprunté en le résumant ce tableau historique, la filiation de la science magnétique résumée impartiale-ment.

« Il s'en dégage cette vérité inéluctable que les docteurs Charcot et Dumontpallier, Liébault et Richet, Bernheim et Baréty, Luys et Bourru, etc., etc., sont tous, sans exception, qu'ils le veuillent ou non, des continuateurs et des adeptes, directs ou indirects, du somnambulisme découvert par de Puységur et inspiré par Mesmer. »

X

Les Phénomènes

Les premiers magnétiseurs, dans les livres qu'ils ont publiés, ont exposé les phénomènes avec peu de méthode. Comme ils ne s'accordaient pas absolument sur les faits, chacun relatait de préférence ceux qu'il provoquait le plus facilement et écartait les autres.

Il nous serait difficile, pour ne pas dire impossible, de donner, dans une notice comme celle-ci, même un aperçu des divers classements des manifestations magnétiques tels qu'on les a compris pendant cinquante ans.

Nous nous contenterons d'emprunter à deux magnétiseurs bien connus, MM. Lafontaine et le baron du Potet, qui ont les premiers essayé de débrouiller le chaos, leurs classifications.

Ces classifications sont des documents que nous n'avons pas à critiquer. Nous les publions simplement, en *soulignant* les phénomènes qui nous paraissent douteux et mal établis.

*
* *

Lafontaine donne l'ordre suivant (1) :

EFFETS PHYSIOLOGIQUES. — Clôture des yeux ; Bien-être ; Transpiration ; Spasmes ; Tremble-

(1) L'*Art de magnétiser*, par Ch. Lafontaine, nouvelle édition, Paris, chez F. Alcan, 1886.

ments convulsifs ; Insensibilité partielle ou entière ; Paralysie entière ou partielle , les yeux fermés ; Paralysie partielle ou entière , les yeux ouverts ; Paralysie des sens ; Catalepsie partielle, les yeux ouverts ou fermés ; Somnolence ou torpeur ; Insensibilité ; *Vue du fluide*; Attraction ; Sommeil; *Sommeil à distance ;* Insensibilité à l'électricité ; Localisation de la sensibilité; *Transmission de sensations ;* Somnambulisme naturel ; Somnambulisme magnétique.

EFFETS PSYCHOLOGIQUES (pendant le somnambulisme). — *Transmission de la pensée ; Vue sans le secours des yeux à travers les corps opaques ;* Extase sous l'influence de la musique ; Extase ; Extension de certaines facultés.

Lafontaine joint à cette énumération une autre série de faits qui se rencontre, dit-il, chez les sujets magnétisés fréquemment.

La paralysie pendant le chant, pendant la marche, les effets sur les animaux, sont vérifiés et reconnus vrais ; mais l'*influence des objets et de l'eau magnétisés*, le *cercle magique*, l'*anneau ou pendule*, etc., sont matières à discussion. Nous n'insistons pas.

* *
*

Le baron du Potet divise ainsi les phénomènes magnétiques (1) :

EFFETS PHYSIQUES. — Spasmes ; Attraction ;

(1) *Manuel de l'Étudiant magnétiseur*, 4ᵉ édit., chez Germer-Baillière, 1868.

Catalepsie ; Immobilité ; Insensibilité ; Exaltation de la sensibilité.

EFFETS MORAUX. — Somnambulisme (sommeil sans perception ou léthargie ; sommeil avec perception confuse ; *Lucidité ou vue intérieure, avec instinct des remèdes pour les somnambules eux-mêmes et précision pour ce qui les concerne ;* enfin *Lucidité complète, connaissance exacte des maladies et des remèdes, faculté de voir à distance et à travers les corps*) ; Extase.

EFFETS LATENTS.— Sympathie et antipathie ; *Action magnétique par irradiation ; Action magnétique à distance ; Objets magnétisés.*

*
* *

Le docteur Philips (Durand, de Gros) a, dans son *Cours de Braidisme,* classé les phénomènes en deux périodes :

Première période, dite hypotaxique, ou de préparation, et *période idéoplastique ou d'action.*

L'*hypotaxie* comprend tout le travail destiné à modifier l'état du cerveau et à déterminer une congestion nerveuse favorable à l'idéoplastie.

L'*idéoplastie* consiste dans l'application de procédés spéciaux, particulièrement de l'*affirmation verbale,* pour provoquer l'apparition des phénomènes hypnotiques.

Selon le docteur Philips, les faits de la deuxième période peuvent être ainsi divisés :

PREMIÈRE PHASE. — Sujet éveillé et conscient ; assujettissement à la volonté de l'opérateur pour la motricité et une partie des fonctions senso-

rielles ; paralysie, contracture et mouvements
incoercibles des muscles volontaires ; diminution
et augmentation de la sensibilité générale superficielle; illusion des divers sens ; obsessions mo-
nomaniaques; extensions et lésions de la mémoire;
modification des affections.

DEUXIÈME PHASE. — Sommeil somnambulique ;
toujours assujettissement à l'opérateur; catalepsie
générale ou partielle avec accélération du pouls ;
illusions et hallucinations de toute nature; modification du sentiment de l'identité ; anesthésie profonde.

TROISIÈME PHASE (1). — *Somnambulisme hyper-
physiologique* et *autonomie du sujet*. Sujet rede-
venu libre, plein de raison, avec une acuité extrême des sens et de l'intelligence. Il prend connaissance des choses extérieures sans le concours
apparent d'aucun organe et d'aucun milieu de
transmission. Somnambulisme lucide, extase
religieuse, délire prophétique. Le sujet échappe à
l'expérimentateur, ne subit plus les suggestions.

*
* *

Le professeur Charcot a établi, pour les phénomènes qu'il appelle hypnotiques, la grande classi-
cation suivante :

Léthargie. — Catalepsie. — Somnambulisme.

Mais, de l'aveu de nombre de médecins de

---

(1) Bien entendu, nous mentionnons sans les juger les
observations du docteur Philips, surtout en ce qui concerne
la troisième phase, les phénomènes qui s'y trouvent annoncés
nous paraissant pour la plupart très discutables.

l'Ecole de la Salpêtrière, d'ailleurs partisans des doctrines de M. Charcot, cette classification ne peut être appliquée qu'aux hystériques purs. C'est donc une classification « d'exception ».

Nous devons, néanmoins, en quelques lignes, dresser la liste des manifestations physiologiques et psychologiques qui se produisent dans chacun des trois états ci-dessus mentionnés. Nous empruntons cette liste, sans la commenter, aux derniers livres publiés sur l'hypnotisme par des sommités médicales :

LÉTHARGIE. — Convulsion des globes oculaires ; paupières closes ; analgésie ; activité des sens presque anéantie ; pas de suggestions possibles ; exaltation de l'irritabilité de la moelle épinière et *hyperexcitabilité neuromusculaire*.

CATALEPSIE. — Immobilité ; résolution des muscles, paralysie et regard fixe : aptitude à garder les poses les plus bizarres et les moins naturelles ; absence de l'*hyperexcitabilité neuromusculaire ;* insensibilité de la peau ; sens impressionnables et suggestions faciles.

SOMNAMBULISME. — Yeux clos ou demi-clos ; paupières frissonnantes ; résolution musculaire ; absence de l'*hyperexcitabilité neuromusculaire* et rigidité musculaire obtenue par des excitations minimes sur les téguments ; contractures dites somnambuliques ; analgésie de la peau ; hyperexcitabilité du sens musculaire et des sens spéciaux ; suggestions de tout ordre.

Voilà, résumée, la physionomie des trois grandes

phases hypnotiques telles que les comprend M. Charcot.

Mais, ainsi que nous l'avons dit, les disciples du grand professeur sont obligés de reconnaître que les phénomènes des trois états se confondent, s'embrouillent la plupart du temps de façon à ce qu'il soit difficile de s'y reconnaître. MM. Charcot et Richer défendent obstinément leur thèse ; MM. Dumontpallier, Magnin, Brémaud, etc., en soutiennent une autre, celle des *états mixtes,* qui, selon chaque expérimentateur, peuvent varier à l'infini.

La question des « procédés » est, en effet, d'une grande importance. C'est à la Salpêtrière seulement, chez M. Charcot, que les phénomènes réglementés par ce dernier s'obtiennent..... de temps en temps. Les hystériques des autres hôpitaux ne se comportent pas comme celles de la Salpêtrière, même en les manipulant selon la formule officielle, et il y a presque autant de variétés que de sujets — ce que nous savions depuis que nous avions étudié le magnétisme et suivi les expériences de Donato.

*
* *

Le docteur Bernheim, de Nancy, n'a, paraît-il, jamais rencontré les trois phases de M. Charcot. Voici sa classification, qui est en même temps celle de M. Liébault :

Premier degré. — Somnolence et pesanteur.

Second degré. — Paupières fermées ; membres en résolution ; obéissance à l'expérimentateur ; Catalepsie suggestive ; Souvenir au réveil.

Troisième degré. — Sommeil plus profond ;
peau plus ou moins insensible ; catalepsie et auto-
matisme suggestifs ; ouïe conservée.

Quatrième degré. — Isolement du monde exté-
rieur ; le sujet n'est en rapport qu'avec l'expérimentateur ; amnésie intermittente.

Cinquième et sixième degré. — Somnambulisme
plus ou moins profond ; suggestions de toute
nature ; amnésie totale au réveil.

*
* *

M. Charles Richet, l'éminent directeur de la
Revue scientifique, admet trois degrés principaux
dans l'état somnambulique :

Premier degré, ou période de torpeur.—Fatigue
des paupières, difficulté de respiration, lassitude
dans les membres, mémoire et conscience con-
servées.

Deuxième degré, ou période d'excitation. —
Impossibilité d'ouvrir les yeux ; conscience très
affaiblie ; hallucinations, suggestions, automa-
tisme.

Troisième degré, ou période de stupeur. — Au-
tomatisme complet ; disparition de toute sponta-
néité ; anesthésie plus intense.

*Entre ces divers degrés il existe des transi-
tions.*

*
* *

Pour terminer, il nous paraît bon d'exposer les
classifications de Donato, particulièrement relatives au somnambulisme.

Dans son *Introduction* à la revue *le Magnétisme*, le grand magnétiseur s'exprime ainsi :

« Le *somnambulisme artificiel* (que nous préférons appeler *état d'insconcience provoquée*) n'est qu'un des phénomènes que produisent différentes méthodes, entre autres celles des magnétiseurs, fluidistes ou psychistes, celle de Braid, appelée hypnotisme, et la nôtre, que nous appelons *fascination expérimentale*.

« Ce phénomène donne lui-même le jour à des manifestations diverses.

« Les manifestations du somnambulisme, quel que soit le procédé employé pour les provoquer, présentent une extrême variété ; mais on peut les résumer toutes en quelques classifications générales.

« Il importe d'abord d'établir deux catégories de manifestations essentiellement distinctes :

« 1° Celles qui sont inhérentes à l'état de somnambulisme ou qui en naissent spontanément ;

« 2° Celles qui sont provoquées pendant cet état.

« Les manifestations naturelles ou spontanées du somnambulisme parfait peuvent se décomposer en :

« 1° Un effet constant, l'inconscience ou abolition morale de l'identité humaine ;

« 2° Des effets variables et opposés, qui sont :

« D'une part, la paralysie des sens et l'absence de raison, la perte de la mémoire, le délire, les hallucinations incohérentes.

« D'autre part, l'acuité des sens, de la perception mentale, de la mémoire, l'exaltation de l'esprit, les hallucinations logiques, etc.

« Ces manifestations peuvent être provoquées quand elles ne se présentent point d'elles-mêmes.

« Les manifestations provoquées sont de l'ordre physique ou de l'ordre spirituel.

« Dans l'ordre physique nous distinguons :

« Les contractions et les contractures musculaires ; les paralysies et les catalepsies partielles ou totales, l'anesthésie, l'analgésie ; un sommeil normal plus ou moins profond ; les modifications thermales et de la circulation ; la paralysie des sens ; la déparalysation ; l'aphonie, l'aphasie, la mutité, la surdité, la privation du goût ou agheustie, l'hyperesthésie, la sensibilité extrême de l'ouïe, la paracousie, l'asthénie, la cophose, etc.

« Les mouvements involontaires et incoercibles suggérés, l'imitation automatique et inconsciente tant en paroles qu'en gestes, les illusions sensorielles, la transposition (réelle ou supposée) des sens, etc.

« Dans l'ordre spirituel nous distinguons :

« Les suggestions trompeuses et hallucinations contraires à la vérité ou à la nature, tant physiques que psychiques et physiologiques, au nombre desquelles les altérations provoquées de la personnalité ; les suggestions d'actes immédiats ou à échéance plus ou moins lointaine, etc., etc. ; les illusions morales, les rêves en action, les inspirations logiques ou illogiques, l'exaltation des idées et des sentiments, la prévision, l'instinct des remèdes, la double vue interne ou externe, la clair-

5.

voyance ultralucide, affirmée et pratiquée par les docteurs Hublier, Pigeaire et Teste, mais non établie jusqu'à ce jour (1). »

(1) Nous mentionnons tout sans répondre de rien.— *Donato*

XI

Les Procédés [1]

Nous allons passer une revue rapide des principaux procédés usités depuis Mesmer pour provoquer les phénomènes magnétiques.

Mesmer se servit des passes par attouchement
des mains depuis les épaules jusqu'aux extrémités
des membres; puis il employa successivement des
baguettes de verre, de fer, d'acier, d'or, d'argent,
des cannes aimantées. Il inventa ensuite le baquet,
dans lequel, au milieu de verre pilé, de limaille de
fer, de sable, etc., étaient rangées des bouteilles
d'eau magnétisée. Des tringles partaient du baquet,
reliées par une corde que tenaient les malades en
formant la chaine.

L'arsenal compliqué de Mesmer fut abandonné
par ses successeurs immédiats. Le marquis de
Puységur, qui fit l'importante découverte du somnambulisme artificiel, se servit surtout des passes.

Un Indien, l'abbé Faria, criait d'une voix forte
à ses sujets : *Dormez !*

Deleuze s'asseyait en face du sujet, prenait ses
pouces entre deux doigts, puis faisait des passes
sur la tête sur les épaules, le long des bras, de
la tête à l'épigastre, et enfin sur les membres
inférieurs, *en touchant légèrement.*

Le docteur Teste simplifia le procédé de Deleuze.
Debout devant le sujet, il se contenta de faire sur

lui des passes dirigées de haut en bas. Il magnétisa aussi par la seule fixation des yeux.

Le baron du Potet employa les passes à distance
sans contact préalable, aidées par l'action du
regard.

Lafontaine, assis en face du sujet, ayant ses
genoux entre les siens *sans les toucher,* fixait le
patient pendant 15 à 20 minutes et touchait ses
pouces avec les siens. Lorsque le magnétisé avait
fermé les yeux, l'opérateur faisait des impositions
et des passes sur la tête, la face, la poitrine, le
buste et le long des membres, *à quelques pouces
de distance, sans attouchement.*

Les magnétiseurs indous, dont le docteur anglais Esdaile se servait, en 1846, dans son hôpital
magnétique, à Calcutta, fixaient leurs yeux sur
ceux des malades couchés, visage contre visage,
en appuyant une main sur l'épigastre et en faisant
des passes avec l'autre.

*
* *

Braid employa, pour endormir ses *hypnotiques,*
un objet brillant (d'habitude son porte-lancette),
qu'il plaçait au-dessus du front, à la distance de
25 à 45 centimètres des yeux.

Ce procédé, repris et modifié dans quelques
détails (boule de métal, disque d'acier) par les
docteurs Azam, Broca, Velpeau, Philips, Giraud-
Teulon, Demarquay, etc., est celui qui est le plus
employé aujourd'hui à la Salpêtrière. Mais, dans
cet hôpital, on place l'objet brillant entre les yeux
mêmes, à la racine du nez, pour amener un sommeil plus rapide par la fatigue que détermine la
convergence forcée du regard.

M. Charles Richet se sert du procédé des passes, non qu'il croie absolument au fluide magnétique, mais parce que selon lui les passes produisent par leur monotonie un engourdissement général.

Le docteur Lasègue employait l'occlusion des paupières et la pression des globes oculaires à l'aide des doigts, sans fixation préalable du regard.

MM. Bourneville et Regnard combinent la fixation du regard et l'occlusion des paupières.

Le médecin allemand Heidenhain se sert de moyens d'excitation faibles, monotones et indéfiniment répétés (tic-tac de montre, passes, grattements du corps, légères percussions, etc.)

M. P. Richer frictionne le sommet du crâne de ses hystériques (friction du vertex). Ce procédé, bien qu'en ait dit le docteur Bottey, ne réussit pas avec les sujets bien portants, et le docteur Bernheim déclare n'en avoir jamais rien obtenu, même sur les hystériques.

Les docteurs Bernheim et Liébault, de Nancy, emploient presque exclusivement la suggestion pour déterminer l'apparition des phénomènes. Ils pratiquent aussi l'occlusion des paupières.

Le docteur Ochorowitz, de Lemberg (Autriche), qui habite aujourd'hui Paris, magnétise à l'aide d'un aimant. Les docteurs Landouzy et Chambard font également des expériences très intéressantes avec des pièces aimantées.

**

Donato, qui a découvert la *fascination* en 1875, a rejeté complètement l'emploi des passes,

Nous n'avons pas d'autre procédé que notre maître.

On verra plus loin que ce système est le plus actif, le plus prompt, et que les résultats qu'i. provoque ont un caractère tout spécial.

XII

Les Théories

Mesmer reconnaissait pour cause des effets qu'il produisait le *fluide universel*, principe général répandu dans toute la nature et auquel, selon lui, il fallait rattacher l'influence du soleil, de la lune, des astres, de tous les corps.

Un disciple de Mesmer, Puységur, et à leur suite Deleuze et du Potet, ont vu dans les phénomènes magnétiques deux causes distinctes : *le fluide* et *la volonté* (1).

Lavoisier et Franklin, qui ne contestèrent point l'authenticité des faits, estimaient que le pouvoir de l'imagination et la tendance à l'imitation pouvaient rendre suffisamment raison de ces phénomènes extraordinaires.

Laurent de Jussieu expliquait tout par la *chaleur animale*.

L'abbé Faria n'admettait qu'une cause, résidant dans le sujet magnétisé et non dans le magnétiseur. Celui-ci aidait simplement au développement des dispositions spéciales du sujet, en lui faisant *concentrer* sa pensée sur l'idée de sommeil.

Le docteur A. Bertrand, après avoir cru au fluide, abandonna cette hypothèse et expliqua

(1) Dans ses livres, le baron du Potet donne au fluide le nom d'*agent nerveux*, de *force spéciale*.

tout par une sorte *d'épidémie morale* (imagination, conviction, imitation, sympathie).

Georget, médecin de la Salpêtrière, croyait à un *élément magnétique, agent de communication entre le magnétiseur et le sujet.* Son collègue Rostan, professeur à la faculté de médecine de Paris, était du même avis.

Cuvier et Laplace pensaient également qu'un agent spécial, de nature inconnue, indépendant de toute participation de l'imagination, pouvait établir une communication entre deux systèmes nerveux.

Le magnétiseur Charles Lafontaine n'admet qu'une cause : le *fluide vital.* Ce *fluide vital* n'est autre que le fluide universel de Mesmer, modifié par la nature de l'homme, c'est-à-dire spiritualisé par l'âme et matérialisé par le corps.

***

Passons aux théories émises par les médecins hypnotiseurs.

Braid attribua le sommeil hypnotique à un trouble apporté dans le système nerveux par la concentration du regard, le repos absolu du corps et la fixité de l'attention. L'état physique et psychique du sujet suffisait à tout faire comprendre.

L'Américain Grimes ajouta aux théories de Braid celle de *l'électricité vitale* (électrobiologie).

L'Allemand Reichenbach proclama de son côté l'existence de la force *odique.*

En 1855, le docteur Philips, dans son livre sur *l'Electro-dynamisme vital,* conclut à une *congestion nerveuse* de certaines parties du cerveau. Il continua à exposer et à développer la même théorie dans son *Cours de Braidisme* (1860).

Les opinions des savants contemporains qui ont étudié la question sont les suivantes ;

Rumf, médecin allemand, suppose que l'hypnotisme est causé par des perturbations de la circulation cérébrale.

Preyer, autre Allemand, croit à l'engourdissement des cellules du cerveau à la suite d'une activité exagérée de ces cellules causée par la concentration de la pensée sur une seule idée.

Carpenter, médecin anglais, pense que les centres psycho-moteurs sont provisoirement anémiés.

Heidenhain, de Breslau (Prusse), après avoir cru successivement à l'anémie et à la congestion du cerveau, a définitivement adopté la théorie de l'Inhibition (arrêt, cessation, suspension d'une fonction ou d'une activité nerveuse)

Cette théorie a été reprise et développée par le docteur français Brown-Séquard.

Le docteur Cullerre, qui est partisan de l'inhibition, définit ainsi l'hypnotisme :

« On peut dire que les phénomènes hypnotiques sont dus à une suspension légère, partielle ou complète de l'activité de la substance grise de la surface des hémisphères cérébraux. »

Le docteur Bernheim, de Nancy, estime que l'action exercée par l'opérateur est purement psychique, la suggestion orale ou visuelle provoquant des phénomènes tantôt physiques tantôt intellectuels. Il n'admet aucune cause en dehors de la suggestion.

La plupart des médecins et savants dont nous venons de parler croient généralement à l'influence de *l'attention expectante*, c'est-à-dire de l'attente d'un phénomène, de la croyance du sujet en sa production prochaine. Cette influence s'ajouterait très souvent aux autres causes pour activer l'apparition des manifestations hypnotiques.

*
* *

Quelle est la valeur de chacune de ces théories si divergentes? Quelle part de vérité et d'erreur contiennent-elles? Ce n'est pas à nous de montrer en quoi elles s'accordent, en quoi elles se contredisent, ni de les discuter.

Nous en laissons la libre appréciation à nos lecteurs.

*
* *

Et Donato ? A-t-il une théorie ?

Voici ce qu'il répond à cette question :

« Ma théorie? Je redoute de l'exposer. La plupart des théories faites par les écrivains scientifiques me paraissent fallacieuses.

« *Une très longue pratique, exercée sur des milliers de sujets, me rend circonspect.*

« *L'observation superficielle engendre de faciles théories*; mais une étude plus profonde de ces faits si abstraits et si complexes commande *la réserve et la prudence.* »

On ne saurait plus spirituellement dire à tous les théoriciens:

« Vous vous êtes beaucoup trop pressés. Attendons d'avoir accumulé et scientifiquement classé les faits. La théorie vraie, si on parvient à la trouver, ne s'établira que plus tard. »

Mais, s'il hésite à faire connaître sa « théorie » personnelle, le Maître n'en a pas moins une opinion. Il croit pouvoir définir ainsi le magnétisme :

« Réduit à son expression la plus simple et la plus générale, le magnétisme animal consiste dans *l'influence réciproque* des êtres organisés.

« Cette influence, quels qu'en soient le principe inconnu et la source cachée, est indéniable.

« Elle se développe et s'exerce avec plus ou moins d'intensité et de puissance selon les êtres, le milieu, les circonstances.

. . . .

« Lorsque l'influence est pratiquée par un homme sur autrui, elle prend le nom spécial de *magnétisme humain*. »

* *
*

Les théories des médecins n'admettent pas cette influence. Pour eux, en résumé, — nous parlons surtout de l'Ecole de la Salpêtrière, — les phénomènes se développent *subjectivement*, parce que le *sujet* est apte à *s'influencer lui-même*.

« C'est, disent-ils, la fatigue du système nerveux, le penchant à l'imitation, qui sont cause de tout. Les procédés employés ne sont que des *circonstances adjuvantes, des occasions.* »

L'avis de Donato touchant cette doctrine est formel :

« Les dénégations de tout principe particulier dans les manifestations magnétiques, dit-il, dénégations étagées sur le procédé hypnotique, sont d'autant plus puériles que, si ce procédé procure quelquefois une sorte de sommeil factice accompagné ou non de catalepsie, *il ne produit que cela.*

« *Pour obtenir les phénomènes consécutifs, il faut nécessairement recourir aux moyens mis habituellement en usage par les magnétiseurs.* »

XIII

Pourquoi le mot Magnétisme?

Nous ne pouvons mieux faire que de rechercher dans les divers travaux déjà publiés par Donato les excellentes raisons qu'il donne de garder l'expression employée par Mesmer et ses successeurs :

« Je dis *Magnétisme* (*animal* ou *humain*) parce que, sans accepter aucune des conceptions bizarres qui donnèrent naissance à ce mot, sans partager en rien les théories de Mesmer, son créateur et le fondateur de la doctrine, ce mot vaut encore mieux, je dois le reconnaître, que le rôle qu'on lui fit jouer autrefois. »

. . . .

« La science doit garder religieusement l'expression de *Magnétisme animal*, adoptée par Mesmer pour caractériser sa mémorable découverte. Elle doit respecter cette expression, alors même qu'elle lui paraîtrait en désaccord avec une observation plus sagace, une étude plus rigoureuse des faits mis en lumière par le novateur.

« Les termes *Magnétisme animal* (ou, par abréviation, *Magnétisme* tout simplement), *magnétiser*, *magnétiseur*, ont été consacrés par le temps et par l'usage. Depuis un siècle révolu, ils s'emploient couramment dans toutes les langues de l'Europe. Des milliers de livres de science en ont propagé l'usage, la littérature s'en est emparée, tous les dictionnaires l'accueillent sans réserve. Ils ont pris rang dans tous les répertoires généraux des connaissances humaines, et *il n'est permis ni possible à personne de les en expulser désormais.* »

. . . .

« Le mot *Magnétisme* N'IMPLIQUE AUCUNE THÉORIE.

« C'est un terme générique, embrassant toutes les connaissances d'un ordre spécial, parfaitement déterminé, dont le caractère et les effets sont universellement connus.

. . . .

« Quel est le résultat le plus général, le plus constant du *Magnétisme humain?* Une *attraction* invincible, morale ou physique, il n'importe !

« Or, qui dit *attraction* dit *Magnétisme.*

« L'*attraction humaine,* c'est évidemment le *Magnétisme humain.*

« Donc, l'expression *Magnétisme humain* est non seulement consacrée par l'usage, mais elle est conforme à son objet et justifiée par l'expérience. »

. . . .

« Le *Magnétisme,* voilà le titre légitime et par droit de naissance et par droit de conquête d'un ensemble de faits que beaucoup de savants de nos jours s'obstinent à appeler indûment et improprement l'hypnotisme. »

**
* **

Il nous paraît que la réponse est suffisante et qu'elle sera jugée telle par tous ceux de nos lecteurs que n'aveuglent par les préjugés prétendus scentifiques.

XIV

Le Fluide magnétique

Y a-t-il, n'y a-t-il pas un fluide magnétique ?

Mesmer, de Puységur, d'Eslon, Deleuze, du Potet, Lafontaine et nombre d'autres magnétiseurs croyaient à ce fluide, et beaucoup de médecins y ont cru avec eux.

Parmi les savants contemporains, M. Charles Richet, directeur de la *Revue scientifique*, et le docteur Dumontpallier, n'osent pas se prononcer catégoriquement. Ils attendent.

Mais un autre savant, le docteur Baréty, de Nice, n'a pas attendu. Il a publié une brochure *Sur les propriétés de la force neurique rayonnante* (1), et il doit donner prochainement une étude complète sur la matière. Sa théorie a naturellement été très combattue. La plupart des médecins ne l'admettent pas.

⁎ ⁎

C'est par l'action du fluide que les anciens magnétiseurs expliquaient les phénomènes produits par les passes à distance.

Les hypnotiseurs, eux, expliquent ces phénomènes par l'hyperesthésie de la peau des sujets, qui, dans certains états, devient susceptible de sentir les courants d'air produits par les mouve-

(1) Doin, éditeur. — Paris, 1881.

ments des mains à une distance de dix et même de quinze mètres.

Qui a tort? Qui a raison?

Franchement, nous n'en savons rien. Peut-être les magnétiseurs, peut-être les hypnotiseurs. Peut-être personne.

*
* *

Il y a quelque chose, évidemment. Mais comment agit ce quelque chose, d'où vient-il? C'est une autre affaire.

Donato, qui n'est pas fluidiste le moins du monde, dit à ce sujet :

« Je crois fermement que l'homme et les animaux possèdent (à des degrés très différents) une sorte d'agent nerveux qui, s'il existe réellement, ne peut être dispensé d'agir lorsque notre volonté le sollicite. Appelez-le fluide nerveux, vital ou animal, il n'importe. Dites, si vous le voulez, qu'il n'y a de fluide nulle part, même dans les phénomènes électriques, et que tout est mouvement. Qu'importe encore ! N'espérez pas que je donne la clef d'un mystère sur lequel les savants n'ont jamais pu tomber d'accord. L'électricité est un *je ne sais quoi* qui manifeste son évidence par des phénomènes sensibles. *Il en est absolument de même en ce qui concerne le magnétisme animal.* Vous me demandez quelles sont les lois qui président à ces phénomènes. Vous en exigez une démonstration rigoureuse. Vous voulez que je vous décrive la conduite exacte et infaillible de ce *je ne sais quoi* tout à fait inconnu. Vraiment, c'est trop exiger d'une science encore au berceau !»

Il y a six ans au moins que Donato s'exprimait ainsi, et il se trouve encore des adversaires du magnétisme pour prétendre que dans ses expériences il préconise l'action du fluide !

O bonne foi !

*
* *

Il résulte de ce que nous venons d'exposer que rien n'est moins démontré que l'existence du fluide magnétique.

Mais la théorie fluidique est parfaitement soutenable. Elle n'a rien de plus ridicule ou de moins vraisemblable que beaucoup d'autres, et elle a été défendue par des hommes honorables, nullement illuminés, aussi amis de la vérité que les plus savants de leurs adversaires.

XV

Lucidité somnambulique
suggestion mentale, etc.

Ici, nous entrons dans l'ordre des phénomènes douteux et non prouvés scientifiquement.

La *lucidité somnambulique,* c'est-à-dire le don attribué à certains somnambules de lire sans le secours des yeux, de voir à des distances considérables, etc., cette lucidité existe-t-elle ?

Non seulement beaucoup de magnétiseurs, mais encore nombre de médecins peu suspects, affirment avoir été témoins de faits indéniables. Les livres de Deleuze, de du Potet, du docteur Bertrand, de Lafontaine, du docteur Teste, le rapport de M. le docteur Husson à l'Académie de médecine en 1831, le *Cours de braidisme* du docteur Philips, *la Vérité sur le mesmérisme démontrée par l'hypnotisme,* par le docteur Gigot-Suard, sont remplis de ces faits.

Nous ne discuterons pas un seul instant la bonne foi des auteurs que nous venons de nommer. Ils sont honorables entre tous. Mais se sont-ils toujours entourés des précautions voulues pour ne pas être abusés ? N'ont-ils pas été dupes ou de leurs propres illusions ou des mensonges et des ruses de leurs sujets?

Quoi qu'il en soit, il est parfaitement avéré

aujourd'hui que les phénomènes démontrant la
lucidité n'ont jamais pu être provoqués à heure
fixe, dans des conditions rigoureuses et véritablement scientifiques. S'ils se sont jamais produits,
ils sont, en tous cas, variables, instables, essentiellement fugaces et indépendants de la volonté
des expérimentateurs.

Cela est si vrai que les nombreux et persistants
échecs du magnétisme devant les corps savants
proviennent de l'obstination des magnétiseurs et
surtout des *médecins magnétiseurs* à vouloir
prouver, en présence des commissions médicales, la double vue, la divination, etc. Si ces
braves gens s'étaient bornés à prouver — chose
relativement facile — l'authenticité des faits
physiologiques, le magnétisme n'aurait pas attendu jusqu'à ces dernières années pour être
universellement adopté. On peut dire que c'est *la
prétention à la lucidité* qui a tout enrayé.

*   *
*

Donato ne s'est *jamais* occupé de somnambulisme lucide. Et pourtant le préjugé voulant qu'il
n'y eût pas de séances de magnétisme sans expériences de lucidité vraie ou fausse était tellement
enraciné dans les esprits que l'éminent expérimentateur fut accusé de *faire dire la bonne
aventure* !.....

Il y eut des médecins pour publier dans des
journaux et des revues cette fausseté, et des lecteurs pour y croire. Or, les médecins qui osaient
écrire cela n'avaient pas assisté aux expériences
de Donato. Ils allaient ainsi de confiance, sans

s'informer, n'admettant pas qu'un magnétiseur pût faire autre chose que leurrer le public.

Plus tard, ils durent revenir de leur erreur et avouer qu'ils s'étaient trompés. Mais l'accusation n'en était pas moins portée, elle avait fait son chemin dans le troupeau des moutons de Panurge, et il a fallu toute l'énergie et tout le courage par lesquels se signale Donato pour triompher de cette sottise.

* * *

Nous sommes à l'aise maintenant pour reproduire l'opinion de Donato sur la lucidité somnambulique.

Voici ce qu'il dit :

« Pour ma part, je n'ai jamais constaté une lucidité *décisive et concluante* CHEZ AUCUN SUJET, ni dans mes expériences personnelles, ni dans les expériences des autres.

« Mais si je ne crois qu'aux phénomènes dont j'ai acquis des preuves certaines, Dieu me garde de jamais contester quoi que ce soit *a priori*. Pour avoir le droit de nier la possibilité d'un fait, il faudrait, en bonne logique, posséder deux dons divins, l'omniscience et l'infaillibilité, qui ne sont le partage d'aucun homme. Voilà mon *credo*. J'affirme ce qui m'est prouvé ; je m'abstiens de refuser créance à ce dont on n'a pas encore pu me fournir l'évident témoignage ; mais je refuse formellement de me prononcer pour ou contre ce qui m'est inconnu ou insuffisamment connu. »

L'avis exprimé par notre maître est éminemment
sage. C'est avec cette réserve que l'on doit ac-
cueillir, sans *parti pris de dénigrement* d'ailleurs,
tous les faits non démontrés.

***

Mais, à la suite de ce que nous venons de dire,
une question se pose d'elle-même.

Parce que la lucidité n'est pas constatée, doit-
on conclure que les somnambules qui feignent
cette lucidité sont de faux somnambules ? Nullement.

« Les sujets exhibés, dit M. Charles Richet,
directeur de la *Revue scientifique*, *sont vraiment
endormis*, et cependant ils simulent et se livrent à
des jongleries de tout genre. *Il n'y a aucune contradiction dans les termes*. Une femme endormie
est toujours elle-même ; il n'y a rien qui s'oppose
à ce qu'elle ait conscience de sa situation, à ce
qu'elle puisse réfléchir, simuler. Elle est endormie, comme le prouvent tous les phénomènes
physiologiques qu'elle présente. Mais, tout en
étant endormie, elle joue son rôle, essaye de deviner l'avenir, de lire distinctement dans le corps
des malades qui la consultent, de deviner par une
boucle de cheveux l'âge, le caractère et la santé
de quelqu'un. *Les divinations font partie de sa
tâche. Elle le sait et s'y conforme.* »

Toutes les somnambules de profession *s'y con-
forment* tellement bien qu'une grande partie du
public ne fait pas de distinction entre le *Magnétisme* (vérité et certitude) et la *Lucidité* (fausseté

6.

ou du moins incertitude), et que beaucoup de
gens n'assistent pas aux expériences dans le
genre des nôtres parce qu'ils s'imaginent avoir
affaire à des exploiteurs de la bêtise humaine.

Citons encore Donato sur ce sujet intéressant :

« *Jamais, jamais*, entendez-le bien, on n'a produit en public un somnambule dont la clair-
voyance fût constamment aux ordres de l'opérateur.

« Il en est de même de la plupart des somnambules que l'on consulte à domicile et qui, toujours
superbes d'aplomb, répondent généralement avec
beaucoup plus d'intelligence et de présence
d'esprit que de véracité. »

*\
* *

La *magnétisation à distance* (à travers les
murs, d'une ville ou d'un pays à l'autre, etc.), et
la translation des sens, que certains magnétiseurs,
toujours de très bonne foi, prétendent avoir
constatées, doivent être mises, jusqu'à plus ample
information, au rang de la lucidité somnambulique.

Nous en disons autant de la *suggestion mentale*
(divination de la pensée du magnétiseur par le
sujet magnétisé sans le secours du geste ou de la
parole).

*\
* *

Or, pendant que les magnétiseurs physiolo-

gistes, abandonnant, d'après l'exemple de Donato,
les exagérations de leurs prédécesseurs, réservent
leur opinion et attendent, que voyons-nous ? Les
hypnotiseurs proprement dits, ceux-là même qui
ne veulent pas prononcer le mot de magnétisme,
se lancer dans la voie de l'*influence à distance* et
de la *suggestion mentale* !

Oui, cette surprise incroyable nous était réservée.

M. Pierre Janet a publié, dans la *Revue scientifique*, en mai dernier, un article des plus curieux, duquel il résulte que la *suggestion mentale*
et l'*influence à distance* ne font plus doute pour
lui.

* *
*

Ce n'est pas tout.

Au dernier moment, comme nous nous prépa-
rions à livrer ce travail à l'impression, que venons-
nous d'apprendre ?

Qu'une Société de médecins physiologistes,
présidée par M. Charcot, s'occupe activement des
étranges faits de *transmission de sensations à
distance*, de *divination*, etc. Et elle s'en occupe
non pour les nier, mais pour les provoquer et
les constater !.....

Oui, répétons-le : tandis que nous, les magnétiseurs de la nouvelle école, nous en tenons aux
faits indéniables, ce sont les médecins eux-mêmes,
ces ennemis implacables du magnétisme, qui vont
de l'avant et reconnaissent l'existence de phénomènes merveilleux et que la physiologie serait
absolument impuissante à expliquer !

C'était bien la peine, ô savants, de ridiculiser et d'injurier pendant un siècle, comme vous l'avez fait, les Puységur, les Deleuze, les du Potet, les Teste, les Pigeaire, les Lafontaine, etc., tous coupables d'avoir cru et d'avoir voulu faire croire aux manifestations extraordinaires que vous admettez aujourd'hui!

Et si jamais ces manifestations sont bien prouvées, si elles deviennent incontestables, aurez-vous au moins la bonne foi d'avouer que vous n'avez rien découvert, que les phénomènes transcendants du magnétisme aussi bien que les faits physiologiques avaient été provoqués, étudiés, décrits et enregistrés par des magnétiseurs à une époque où vous ne vouliez pas en entendre parler?.....

Nous n'osons pas l'espérer. Ce serait trop beau, trop étonnant, trop inattendu!... plus inattendu, plus étonnant, plus beau encore que la démonstration de la lucidité somnambulique!

XVI

Les prétendus dangers
du Magnétisme

Les ennemis de Mesmer, tout en déclarant ne pas croire au magnétisme, essayèrent de faire interdire les expériences du médecin viennois.

Le magnétisme n'existait pas... donc il était dangereux.

Il n'y a que les corps savants pour avoir des raisonnements aussi lumineux, aussi triomphants.

Aujourd'hui, le magnétisme s'est imposé aux successeurs de la Société royale de Médecine.

Ils marchent eux-mêmes sur les traces de Mesmer, de d'Eslon et de Puységur. Et ils concluent... comme les médecins de 1784, que l'on doit empêcher les magnétiseurs de magnétiser.

L'éminent magnétiseur Charles Lafontaine, dans sa troisième édition de *l'Art de magnétiser* (1860), suppliait les médecins d'employer le magnétisme comme auxiliaire, puis il ajoutait :

« Vous vous applaudirez d'avoir enfin ouvert les yeux.... mais bientôt vous nous délaisserez pour vous emparer complètement du bien que nous vous offrons.

« Il y a du courage à nous, *il y a de la vertu à venir vous prier de vous saisir de notre bien*, et cela à notre détriment ; car il est certain, il est

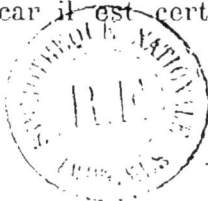

prouvé pour nous que, lorsque vous aurez adopté l'emploi du magnétisme, *vous le rangerez parmi les agents médicaux*, ET IL SERA INTERDIT A TOUS CEUX QUI NE SERONT PAS MÉDECINS. »

Oh ! que Lafontaine les connaissait bien, messieurs les docteurs !

*
* *

Ce n'est que depuis peu de temps que la prétention de certains médecins à monopoliser le magnétisme a été formulée en termes précis.

Ils se sont d'abord attribué sans vergogne toutes les découvertes des magnétiseurs, puis ils ont ajouté à ces découvertes les résultats de leurs travaux personnels pour en constituer la doctrine plus ou moins logique de l'*Hypnotisme*.

Cela fait, ils ont songé à supprimer leurs initiateurs, demeurés leurs concurrents sur le terrain expérimental et thérapeutique.

C'est parfaitement malhonnête ; mais, si l'entreprise réussit, quel bonheur !

*
* *

Les magnétiseurs réduits à l'impuissance, ruinés, les hypnotiseurs parés de leurs dépouilles pourront en toute sécurité se pavaner dans les Sociétés de physiologie et de biologie et s'encenser mutuellement sans craindre qu'un profane comme Donato prouve publiquement le lendemain qu'ils n'ont rien découvert et que leur science est toute d'emprunt, pour ne pas dire de pillage.

L'Ecole de la Salpétrière, naguère ennemie de

l'Ecole de Nancy, fera à celle-ci des risettes qui
lui seront abondamment rendues.

Les *suggestionnistes* donneront la main aux partisans du *grand hypnotisme* ; les *inhibitionnistes*
salueront amicalement les *psychistes*. Enfin tout
le monde s'entendra à merveille — provisoirement
du moins — à la condition d'être docteurs, agré-
gés, professeurs, et de rejeter dans l'oubli le
plus méprisant ces magnétiseurs maudits.

O le beau rêve !

* *

Ce rêve a été réalisé en Italie.

Au mois de juin dernier, notre ami Donato a vu
ses séances interdites par le gouvernement ita-
lien, sur l'avis du *grand conseil sanitaire*.

La *Revue de l'Hypnotisme*, fondée en France
par des élèves des professeurs Charcot et Dumontpallier, et qui se targue *d'indépendance*, a relaté le fait avec une satisfaction bilieuse et pé-
dante.

Les séances de Donato interdites ! Quelle joie
pour ces bons hypnotiseurs, qui, devant les trois
quarts de leur science à Donato, voudraient le
savoir à tous les diables !

* *

Au Congrès pour l'avancement des sciences,
qui vient de se tenir à Nancy (août 1886), un médecin suisse, qui a personnellement voué à Donato
une haine implacable (haine bien naturelle puisque Donato avait été, en 1880, son professeur de
magnétisme), a proposé « de déterminer les

pouvoirs publics à réglementer la pratique de l'hypnotisme », pour la retirer aux « empiriques et aux incompétents ».

C'est nous, les magnétiseurs, que l'aimable docteur taxe d'imcompétence et d'empirisme !...

Donato est bien récompensé des leçons qu'il a données à ce cuistre (1) !

*
* *

Mais sur quels motifs se basent les médecins pour vouloir interdire le magnétisme aux magnétiseurs ?

Oh ! ils ne manquent pas. Quand il s'agit de nuire, MM. les diplômés ont l'imagination fertile, et plus ne leur est besoin de copier personne.

Nous allons passer en revue ces trouvailles médicales :

1º *Le magnétisme est dangereux par lui-même et trouble les fonctions de la vie organique. Il peut être accompagné de crises convulsives.*

2º *Les personnes magnétisées conservent souvent une disposition facile à s'endormir spontanément.*

3º *Quelques sujets deviennent trop facilement magnétisables et sont à la disposition du premier venu.*

4º *Le magnétisme peut porter atteinte aux facultés cérébrales et provoquer l'hystérie et la névrose.*

5º *Les hallucinations provoquées peuvent troubler*

(1) Le cuistre en question, dans un livre publié à Genève en 1881, a été le premier à affirmer cette sottise (qui depuis a fait son chemin) que les magnétiseurs provoquent ou développent une maladie spéciale, appelée par lui *névrose hypnotique.*

l'esprit, et le sujet se trouver par suite halluciné sans une nouvelle magnétisation.

6° *Les sujets deviennent suggestibles et hallucinables à l'état de veille.*

7° *On peut, dans l'état de somnambulisme, abuser des sujets et commettre sur eux des crimes contre lesquels ils ne peuvent se défendre.*

8° *Enfin, il est facile, par des suggestions à échéance produites sur le sujet inconscient, de lui faire accomplir les actes les plus répréhensibles et dont il ne garde pas la mémoire.*

C'est tout, croyons-nous, ou à peu près tout.

Bien entendu, d'après les docteurs, aucun de ces dangers n'est à redouter si l'hypnotisme demeure leur propriété exclusive. On sait, en effet, que, par la vertu de son diplôme, un médecin est nécessairement très savant, très habile, et par-dessus le marché très honnête.

Aucun médecin n'a jamais fait de sottise ayant pour résultat d'envoyer un client dans l'autre monde.

Aucun médecin n'a jamais dit ni écrit d'absurdités scientifiques.

Enfin, aucun médecin n'a jamais été poursuivi ni condamné pour crimes ou délits quelconques.

Tous ont l'omniscience de Dieu et la sainteté des anges.

Qui donc oserait prétendre le contraire ?

⁎⁎

Nous allons répondre aux accusations insensées portées contre les magnétiseurs par les médecins et

7

montrer combien les craintes qu'ils affectent d'éprouver sont chimériques.

Le docteur Bernheim, de la faculté de Nancy, nous fournit lui-même la plupart des réponses à adresser à ses confrères.

Sur la question de savoir si l'hypnotisation par elle-même est dangereuse, il dit :

« Je n'hésite pas à affirmer, fort de l'expérience acquise, que, lorsqu'elle est bien maniée, elle n'offre pas le moindre inconvénient. *Elle ne trouble en rien les fonctions de la vie organique.* »

Les magnétiseurs physiologistes, dont nous sommes, peuvent, sans fausse vanité, se flatter de *manier* le magnétisme aussi bien que les médecins.

M. Bernheim ajoute que *chez les hystériques* il peut se produire des *crises convulsives* « que l'on peut toujours faire disparaître par une suggestion calmante. »

Comme nous ne nous occupons pas des hystériques et que nous avons la prétention d'expérimenter sur des personnes bien portantes, les crises convulsives ne nous regardent pas.

*
* *

Quant à la tendance des personnes souvent magnétisées et conservant une disposition facile à s'endormir spontanément, la suggestion, dit M. Bernheim, peut réprimer et supprimer cette disposition. Nous sommes d'accord avec l'éminent docteur — pour la très bonne raison que Donato avait trouvé le remède avant lui.

Les **sujets** trop facilement magnétisables et

abandonnés aux tentatives du premier venu peuvent également, par suggestion, d'après M. Bernheim, devenir complètement réfractaires à ces
tentatives. Il y a longtemps que nous prémunis-
sons nos sujets contre les pratiques des maladroits
et des ignorants, et *personne ne peut magnétiser
ces sujets après nous.* Nous l'avons assez démontré, et certains docteurs, qui avaient cru
trouver la pie au nid en expérimentant nos magnétisés, nous en ont voué une rancune féroce.

* * *

Le magnétisme peut-il porter atteinte aux facultés
cérébrales ?

M. Bernheim répond :

« J'ai endormi des personnes *très intelligentes,*
pendant des mois et même des années, journelle-
ment, même deux fois par jour ; *et jamais je n'ai
constaté le moindre préjudice porté aux facultés
de l'entendement.* L'initiative cérébrale persistait
aussi active ; *elle devenait même quelquefois plus
active,* certains troubles fonctionnels étant sup-
primés par la suggestion et laissant le cerveau au
repos. »

Depuis douze ans, Donato a magnétisé plus de
trente mille personnes. Comment se fait-il, si le
magnétisme altère les facultés intellectuelles, que
les médecins n'aient pas pu trouver, parmi ces
trente mille sujets, un seul cas *authentique* et
bien *acéré* établissant cette altération ?

Les hallucinations provoquées peuvent-elles se prolonger spontanément à l'état de veille et troubler l'esprit du sujet d'une façon persistante ?

M. Bernheim ne croit pas pouvoir affirmer que certains « cerveaux fragiles, prédisposés à l'aliénation mentale » puissent supporter sans danger les hallucinations somnambuliques. « Je dois dire seulement, ajoute-t-il, que dans les nombreuses expériences que j'ai faites je n'ai jamais constaté de trouble psychique survivant aux expériences. »

Donato et nous-même évitons avec soin de magnétiser les personnes faibles de cerveau et dont nous devinons facilement les tendances névrotiques. *Toujours, de préférence*, nous cherchons des sujets robustes, à l'intelligence lucide et éveillée, sans trace d'affection nerveuse.

<center>**</center>

Pour les sujets susceptibles de devenir suggestibles et hallucinables à l'état de veille, le remède est encore la suggestion imposée pendant l'état d'inconscience.

<center>**</center>

Mais voici une question plus grave.

Des sujets en somnambulisme peuvent-ils être l'objet de crimes commis par les expérimentateurs ?

Théoriquement, oui. Pratiquement, c'est une autre affaire.

Nombre de magnétiseurs estiment que la plupart des sujets sont capables de réagir et de s'éveiller avant la perpétration de l'acte coupable.

D'autres disent que les somnambules sont impuissants à empêcher ces crimes sur leurs personnes.

Et combien MM. les médecins pourraient-ils nous citer d'exemples de crimes commis dans ces conditions ?

L'histoire du magnétisme nous en fait connaître *deux ou trois* !......

Et ces *deux ou trois* forfaits ont été accomplis par qui ?

Par des magnétiseurs de profession ?

Non.

PAR DES MÉDECINS !......

Et c'est sur ces exceptions, auxquelles les magnétiseurs sont demeurés étrangers, que les doctrinaires de faculté se basent pour vouloir nous interdire la pratique du magnétisme !......

Quel aplomb !

*
* *

Abordons enfin la dernière objection, la plus sérieuse en apparence.

Est-il vrai que, par des suggestions pendant l'état d'inconscience, on peut imposer aux sujets l'acccomplissement de délits ou de crimes, qui seront commis soit avant soit après le réveil, mais toujours sans que les magnétisés en gardent le souvenir ?

Nous répétons ce que nous avons dit plus haut :

Théoriquement, oui. Pratiquement, cela ne se passe pas ainsi.

Si les sujets s'empressent presque toujours d'exécuter, à l'heure fixée, les actes indifférents ou agréables qui leur ont été ordonnés, il n'en est pas de même des actes répréhensibles, criminels, ou simplement en opposition avec leur caractère, leurs habitudes, leur éducation, et par conséquent désagréables aux patients.

Ils résistent vigoureusement, réagissent, et finissent la plupart du temps par triompher de la suggestion — surtout lorsque l'échéance est un peu éloignée.

Les expériences intimes que nous avons faites personnellement nous ont convaincu que ces réactions suivies de la victoire des sujets sont très fréquentes.

*
* *

M. Liégeois, professeur de droit, auteur du fameux mémoire qui porte pour titre : *De la suggestion hypnotique dans ses rapports avec le droit civil et criminel,* a posé devant le dernier Congrès des sciences de Nancy des conclusions ayant un caractère évident d'exagération.

Les expériences de l'éminent légiste sur certains sujets sont intéressantes, mais pas aussi concluantes qu'il l'imagine. Il ne voit plus partout que suggestions irrésistibles, fatales. Nous croyons que sa bonne foi est parfaite, mais en même temps nous pensons qu'il ne s'est pas placé dans les conditions voulues pour toujours éviter d'être abusé. Le parti pris de voir en noir « la suggestion hypnotique » constitue un mauvais critérium de l'importance des phénomènes.

Le docteur Cullerre, que l'on ne saurait accuser de tendresse à l'égard des magnétiseurs, traite dans son livre *Magnétisme et Hypnotisme* de la question médico-légale, et il répond ainsi aux craintes exprimées par M. Liégeois :

« *Chassons ces chimères. Il y a cent ans qu'on sait produire le somnambulisme*, que de nombreux individus très divers par leur caractère, leur intelligence, leur moralité, se sont adonnés aux pratiques magnétiques et hypnotiques, et l'on en est encore, pour faire toucher du doigt le danger de ces pratiques, *à invoquer des expériences de cabinet.*

« Ecartons résolument, au nom du simple bon sens, cette hypothèse *qu'on pourrait être hypnotisé malgré soi, à son insu, par surprise* : hypothèse élégante, très propre à servir de thème à de brillantes discussions académiques, mais qui, prise au pied de la lettre par le commun des esprits, aurait pour effet de les fausser en leur faisant admettre la possibilité de phénomènes qui n'ont jusqu'ici défrayé que les œuvres d'imagination les plus fantaisistes.

« Ne laissons pas croire que, parce que quelques savants ont découvert et étudié de nouveaux faits biologiques, la vie va devenir un conte d'Hoffmann ou d'Edgar Poë, où hypnotiseurs et hypnotisés se livreront à un chassé-croisé universel dans un rêve fantastique.

« Oui, nous devons l'affirmer : le crime hypnotique est possible ; mais nous devons nous empresser d'ajouter que *les progrès de la science*

n'ont jamais créé un criminel et QUE L'HYPNOTISME
N'AUGMENTERA PAS LE NOMBRE DES SCÉLÉRATS. »

⁕

Le docteur Bernheim lui-même, dont la réserve
est bien connue, écrit ceci : .

« Faut-il conclure que les révélations (sur le
grand nombre de sujets aptes à entrer en somnambulisme) doivent jeter l'épouvante dans la masse,
que la population est vouée à l'hallucination universelle, qu'un regard jeté sur un passant suffit
à l'hypnotiser ? *C'est une exagération contre
laquelle il est sage de prémunir le public:*

. . . .

« *La vérité n'est jamais dangereuse ! L'igno-
rance seule est désarmée !* Vous parlez d'hallucination universelle ! Elle existait, quand on ne
savait pas, quand on ne soupçonnait pas la singu-
lière facilité avec laquelle se réalise l'hallucination
artificielle. Elle existait, quand une foi naïve en la
sorcellerie, comme implantée dans le cerveau par
une suggestion plusieurs fois séculaire, aveuglait
les meilleurs esprits ; quand le sabbat, les sorciers,
les succubes, les incubes, les gnomes, les esprits
malins et tous ces fantômes évoqués par l'imagination étaient considérés comme des réalités ;
quand la science tremblante n'osait, en face du
bûcher, battre en brèche la superstition religieuse
toute-puissante ! Que de crimes, que de catastro-
phes, que d'erreurs judiciaires eussent été épar-
gnées à la pauvre humanité, si la vérité scientifique
avait pu se faire jour ! L'histoire du diable, de la

sorcellerie, des possessions, des épidémies démo-
niaques, ces hallucinations collectives suggérées,
pèsent comme un affreux cauchemar sur les siècles qui ont précédé le nôtre ! Et, de nos jours
encore, que de superstitions suggérées par l'aveuglement d'une foi grossière *disparaîtront comme
des ombres sous le flambeau de la vérité scientifique* ! »

*
* *

Le magistral article consacré par Donato, dans
la Revue *le Magnétisme*, à la « suggestion persistante », nous fournit la meilleure conclusion de ce
chapitre.

La question y est traitée de main de maître.

Nous ne saurions mieux faire que d'en détacher
les passages suivants :

« M. Liégeois, professeur de la Faculté de droit
de Nancy, a étudié tout spécialement le phénomène de la suggestion persistante et à échéance,
qui lui paraît appelé à jouer un rôle important
dans les recherches criminelles.

« Beaucoup trop de lecteurs, prenant non seulement pour des faits possibles ou même démontrés, mais aussi pour des faits très courants et
banals, les ingénieuses hypothèses du savant
criminaliste, ont cru qu'on pourrait facilement
abuser du magnétisme pour commettre des actions
coupables.

« Nous sommes, nous, tout à fait certain, au
contraire, que même si le magnétisme était à la
portée de tout le monde et que *même si tout le*

7.

monde était magnétisable, il ne se commettrait pas un crime par le magnétisme sur mille crimes perpétrés par d'autres moyens. »

. . . .

. . . .

« Les dangers redoutés par certains hommes que toute innovation plonge dans un invincible et stupide effroi *ne sont nullement à craindre.*

. . . .

« Il y a une condition *sine qua non* à l'obtention des phénomènes : c'est *le libre consentement* de la personne qu'on veut soumettre à l'expérience.

. . . .

« Nous affirmons, avec la certitude la plus absolue, que les personnes susceptibles d'être magnétisées complètement à première vue malgré leur volonté *ne sont pas dans la proportion d'une sur dix mille.*

. . . .

« Nous n'avons jamais rencontré un seul sujet qu'il fut possible de magnétiser quand il ne le voulait pas.

« Nous avons remarqué mille fois, dans le cours de nos expériences publiques, qu'aussitôt que *les sujets les plus sensibles ne voulaient plus être magnétisés,* soit par caprice ou par fatigue, *nous ne pouvions plus rien en faire.*

« D'autres expérimentateurs prétendent le contraire ; mais on sait *combien l'esprit est prompt à transformer en réalité les fantaisies qui flattent l'amour propre. »*

.

Dans le même article, Donato relate divers actes accomplis par des sujets magnétisés à Liège. Ces actes s'exécutaient à plusieurs jours de distance de l'expérience. Les sujets ont dansé et chanté sur les places, devant une foule immense ; on les a vus se précipiter chez un libraire et prendre des journaux, puis chez un pâtissier où ils se gorgeaient de gâteaux et de liqueurs, etc.

« Evidemment, dit Donato, ces sujets ont cédé à l'empire que nous avions sur eux.

« *Mais auraient-ils pu résister à cet entraînement?* OUI, *notre conviction est formelle à cet égard*, et ce n'est que par des faits graves et absolus que l'on parviendrait à modifier notre opinion basée sur l'observation attentive des faits.

. . . .

. « La femme pour laquelle on éprouve l'amour le plus sincère exerce assurément une attraction véritable et presque invincible. Elle a dit : *venez !* et pour aller vers elle on passe aveuglément pardessus tous les obstacles. Seulement, si la femme adorée avait dit : « Venez ; mais ce n'est pas l'a-« mour que je vous promets c'est une mort cer-« taine qui vous attend au seuil de ma porte, » ce seuil redouté n'aurait jamais été franchi. L'aveuglement et la séduction ont des bornes que peu d'êtres dépassent.

« Prenons un meilleur exemple encore :

. « Voici un homme tout à fait ivre. Il titube, il chancelle, il tombe. Il semble que rien au monde ne puisse faire qu'il se tienne debout et droit. Il paraît incapable de rien comprendre. Quand tout

à coup on crie : « Sauve qui peut ! la maison brû-
le ! » Tout le monde gagne la porte. Notre ivrogne
est le premier dehors. La peur l'a dégrisé.

« Autre exemple :

« Des femmes hystériques se croient paralysées
de tout le corps. Un docteur les menace d'un
fer rouge. Elles s'enfuient aussitôt à toutes
jambes.

« Aucun esprit sérieux n'oserait affirmer que le
magnétisme est plus puissant que l'alcool, que
l'on peut résister au plus violent amour, surmonter
l'ivresse, rompre la paralysie, mais qu'on ne peut
échapper à l'action évidemment moins puissante
du magnétisme.

« Ce sont là des exagérations que nous combat-
trons sans cesse de toutes nos forces, comme
nous avons toujours combattu toutes les exagérations, car nous voulons servir la vérité, toute la
vérité, rien que la vérité. »

. . . .

. . . .

« L'influence du magnétiseur est presque toujours bienfaisante et agréable à subir. *C'est une
douce tyrannie.* Et cette tyrannie puise sa force
dans sa douceur même. Si elle cessait d'être bonne,
elle perdrait toute vertu et deviendrait impuissante.

« LE MAGNÉTISME EST FAIT DE SYMPATHIE ET DE
CONFIANCE.

« LA CRAINTE EN DÉTRUIT À JAMAIS LE CHARME
FASCINATEUR. »

Lorsqu'on a, comme Donato, pratiqué et étudié le magnétisme pendant douze ans, lorsqu'on a expérimenté sur des milliers de sujets, on a le droit de poser hardiment et nettement ces conclusions.

Les médecins, venus longtemps après lui et forts seulement de quelques expériences de clinique ou de cabinet, sont mal fondés à émettre un avis contraire.

Nous voulons bien croire que chez la plupart de ces médecins la bonne foi est absolue ; mais il nous est impossible de ne pas nous rappeler les luttes perfides soutenues par les corps savants contre les magnétiseurs pendant plus d'un siècle.

Ce souvenir nous édifie sur la « loyauté » que nous pouvons attendre de certains « hypnotiseurs » d'aujourd'hui.

Question de CONCURRENCE, hélas !

Les médecins, entre eux, ne se gênent guère pour se traiter mutuellement, et avec justice souvent, d'ignorants, de maladroits et de farceurs. Mais, quand il s'agit des intérêts de la corporation, ils se retrouvent unis pour crier *bravo* sur tout ce qui n'est pas diplômé et estampillé par les Facultés.

De là leur prétention à revendiquer pour eux seuls la pratique de l'hypnotisme et à proclamer qu'elle est dangereuse entre les mains des magnétiseurs.

*
* *

Heureusement, nous sommes en France, dans

un pays libre, où les pouvoirs publics ne consen-
tiraient jamais à se faire les exécuteurs des basses
œuvres des hypnotiseurs, quelque droit qu'aient
ceux-ci à se dire les représentants de la science
« officielle ».

On pourra multiplier les Congrès, faire du
tapage dans les Académies, déblatérer au sein des
Sociétés physiologiques, biologiques, etc.

L'autorité ne bougera pas.

Elle laissera faire magnétiseurs et médecins,
sans s'occuper de leurs querelles.

*
* *

Si les magnétiseurs, dont les expériences publiques sont toujours sous le contrôle de la
police, commettent des fautes ou des délits, il est
facile de punir les coupables.

Point n'est besoin pour cela de prendre d'avance
des mesures arbitraires.

Et que les médecins aient le courage et la franchise d'en dire autant en ce qui les concerne.
Qu'ils invitent donc le gouvernement à sévir
contre tous ceux d'entre eux dont on aura constaté l'inhabileté professionnelle et les grosses ma-
ladresses !........

XVII

La Fascination expérimentale

Ainsi que nous l'avons dit, Donato est l'innovateur du procédé de la fascination.

. Avant lui, on savait bien que souvent les magnétisés, quand on leur avait ouvert les yeux, pouvaient être fascinés par le regard et venir à l'expérimentateur comme l'oiseau au serpent; mais on ne songeait pas à faire de la fascination un moyen pour obtenir les divers phénomènes du magnétisme. D'un autre côté, la fascination du regard, telle que la comprenaient magnétiseurs et médecins, aboutissait toujours au « sommeil léthargique ou cataleptique ».

C'est Donato qui, le premier, en fixant ses yeux sur ceux des sujets sensibles, a provoqué l'apparition d'un état particulier, nettement caractérisé et tout nouveau.

Dans sa lettre au docteur X.., du Mans, publiée en novembre 1885 par l'*Union républicaine de la Sarthe* et depuis reproduite dans la Revue *le Magnétisme*, Donato écrivait :

« La *Fascination expérimentale* est, en vérité, un nouveau procédé de magnétisation, et je suis l'inventeur incontesté de mon procédé comme Braid est l'inventeur du sien. Si quelqu'un magnétise par le même procédé que moi, il me sera toujours facile de prouver qu'il m'a copié. *Et personne,*

en revanche, ne pourra établir que j'imite qui que
ce soit.

. . . .

« J'ai, le premier, adopté l'expression *fascination expérimentale*. Et j'ai dit, en descendant respectueux de Mesmer, que par cette expression je
n'entendais définir que mes procédés personnels.

. . . .

«. *Fasciner*, c'est-à-dire : charmer, éblouir, sé-
duire, maîtriser, attirer à soi par le regard! (Je
n'ai qu'à copier les définitions des dictionnaires.)
« N'est-pas là ce que je fais, très exactement ?
« Mais le mot *fascination* ne me suffisant pas,
j'ai ajouté à ce mot la qualification *d'expérimentale*.
« N'est-ce pas lumineux ?
« On voit tout de suite qu'il ne s'agit pas de la
fascination purement naturelle et inconsciente
que les êtres animés peuvent exercer les uns sur
les autres. *Il s'agit d'une fascination toute spéciale, révélée par l'expérience et appliquée expéri-
mentalement.* »

* *
*

, M. le docteur Brémaud, médecin de la marine,
qui, après avoir suivi à Brest les expériences pri-
vées et publiques de Donato et avoir sollicité les
conseils de notre maître, est allé ensuite, *avec des
sujets formés par celui-ci*, se présenter devant la
Société de biologie comme ayant découvert la

fascination, a aujourd'hui, aux yeux de la plupart des médecins, la gloire de cette trouvaille. .

C'est en 1883, disent-ils, que M. Brémaud a déterminé pour la première fois ces curieux phénomènes.

Or, Donato produisait les mêmes phénomènes dès 1876. Il avait parcouru l'Europe pendant *six ans*, en fascinant les spectateurs de ses expériences, lorsque, au commencement de 1882, M. Edouard Cavaillon publia à Paris un livre intitulé : *la Fascination magnétique*, avec une préface de Donato.

Nous ne savons pas jusqu'à quel point M. Brémaud est bon fascinateur ; mais sa conduite à l'égard de Donato nous paraît celle d'un homme que les scrupules ne gênent pas.

* *

Naturellement, M. le docteur Brémaud, après avoir découvert comme on sait la fascination depuis longtemps trouvée et pratiquée par un autre, n'a pas perdu de temps. Il a décrit « l'état spécial », en a fait le diagnostic. Puis, comme la plupart de ses confrères, il a voulu poser des lois immuables. Les faits sont à peine connus, peu étudiés : qu'importe ! En avant les dogmes et la réglementation !

Qu'est-il arrivé ? Que M. Brémaud s'est beaucoup trop pressé. Ce qu'il y a de bon dans ses observations est de Donato. Ce qui est erroné, mal observé, est de lui, docteur.

Ainsi, M. Brémaud, après avoir vu Donato fasciner des jeunes gens et en avoir fasciné lui-

même, a émis de très haut cette opinion que l'on
ne pouvait pas fasciner les femmes. Or, Donato
fascine tous les jours des dames qui présentent
es mêmes phénomènes que les hommes. Nous
avons nous-même, en maintes circonstances, démontré que les deux sexes sont également acces-
sibles à la fascination.

M. Brémaud dit encore que, par l'effet de l'entraînement, la période de fascination finit par disparaître tout à fait, pour faire place à la catalepsie
d'emblée. Nouvelle erreur. *Après des années*, la
fascination opère sur la plupart des sujets comme
le premier jour, et on les voit courir à l'expérimentateur avec la même impétuosité. Le caractère de la catalepsie telle qu'on la comprend
universellement étant « l'immobilité », qu'est-ce
que M. le docteur Brémaud peut bien vouloir dire ?
Serait-ce une catalepsie de son invention ? Alors
nous n'aurions qu'à nous incliner, et personne
cette fois ne chercherait à lui contester la priorité
de la découverte.

Par ces deux affirmations du docteur Brémaud,
qu'on juge du reste. Il nous est permis de dire que
la Société de biologie, qui a consigné dans ses
Annales toutes ces jolies choses, n'en a pas eu
pour son argent.

* *

Nous n'insisterons pas sur la « question Brémaud ». Mais il était bon de signaler les faits.
Ceux de nos lecteurs qui auraient pu croire, d'après
les récits — faits peut-être de très bonne foi par
certains médecins — que M. Brémaud avait décou-

vert la *fascination*, sauront maintenant à quoi s'en tenir.

* * *

Revenons à notre sujet.

La fascination, telle que l'a innovée Donato et telle que nous la pratiquons nous-même, constitue à la fois un procédé et un état spécial.

Le procédé est le plus rapide qu'on puisse trouver, puisque chez nombre de sujets il agit instantanément. De quel autre système de magnétisation peut-on en dire autant ?

L'« état spécial » est caractérisé par ce fait que, dans les diverses phases qui se succèdent, à n'importe quel moment, la fascination domine tous les phénomènes, garde toute sa puissance. Elle imprime aux manifestations un cachet de netteté, d'éclat, de vigueur, qu'elles n'ont pas lorsqu'elles ont été provoquées par les passes, l'occlusion des yeux, etc.

Les sujets fascinés *ne ferment pas les yeux*. Ils les maintiennent ouverts tout le temps que dure l'expérience, à moins que le magnétiseur leur donne l'ordre de les fermer ou les ferme lui-même.

« La méthode de Donato est-il dit dans le compte rendu sténographique d'une séance donnée *le 15 décembre 1880* (1) chez le président de la Société de médecine de Lausanne et du canton de Vaud,

_____

(1) Où en étaient, à cette époque, les études du savant docteur Brémaud sur l'hypnotisme ? Nous serions curieux de le savoir.

— consiste à assujettir soudainement à la volonté
de l'expérimentateur un homme ou une femme à
l'état de veille.

« Donato obtient ce résultat d'une façon en quelque sorte foudroyante, en plongeant brusquement
un regard très vif dans les yeux de la personne
qu'il veut influencer. Celle-ci est aussitôt subjuguée
(si l'expérience réussit) et attirée insensiblement
par le regard du fascinateur qu'elle suit partout,
les bras engourdis et ballants, les poings crispés,
les jambes roides, la marche trébuchante, le corps
contracté, le cou tendu, la tête saillante, la face
congestionnée, le masque stupéfié, les yeux écar-
quillés et fixes, quelquefois injectés, les pupilles
dilatées, les paupières paralysées, l'arcade sour-
cilière froncée, la bouche inerte, béante ou serrée.
Le pouls est fréquent, la respiration haletante, le
cœur bat avec violence. »

Cette description des phénomènes de la fascination, écrite il y a six ans, est d'une exactitude
parfaite.

MM. les docteurs Bottey, Cullerre, et *tutti quanti*,
qui ont pieusement reproduit les observations de
leur collègue Brémaud sur la fascination, n'ont
qu'à comparer les textes.

Ils pourront, en y mettant un peu de bonne foi
(nous les en croyons encore susceptibles) reconnaître que M. Brémaud a servilement copié les
expériences de Donato.

Et nous souhaitons que, dans les prochaines
éditions de leurs livres, ces messieurs confessent
leur erreur.

Est-ce trop leur demander ?

APPENDICE

~~~~~~~~~~~~~~~

LES EFFETS DE LA FASCINATION EXPÉRIMENTALE

~~~~~~~~

Nous allons entrer dans quelques détails sur les effets de la fascination, en essayant d'en donner un classement rationnel. Ce classement nous paraît bon pour la généralité des cas que nous avons pu observer, mais nous n'avons nullement la prétention de croire qu'il ne pourra pas en être fait un meilleur.

Première période. — État de veille préalable ou conscient

Les sujets sensibles éprouvent de la difficulté — souvent de l'impossibilité — à détacher leurs yeux de ceux de l'expérimentateur.

Ils le suivent partout, cherchant constamment ses regards.

Ils subissent ensuite, d'une façon plus ou moins énergique, diverses suggestions.

On leur fait lever le bras, puis on les invite

à l'abaisser. Ce bras est contracturé et ne retombe pas.

On leur dit : « Montez sur cette chaise ! » Malgré tous leurs efforts ils ne parviennent pas à lever les jambes.

Invités à prononcer leur nom plusieurs fois de suite ou à chanter, bientôt leur langue se paralyse et n'articule plus aucun son.

Couchés, à genoux ou assis, ils sont dans l'impuissance absolue de se relever.

Le magnétiseur leur dit : « Donnez-moi un coup de poing ! » Le bras des sujets se lève, mais il est aussitôt après immobilisé.

Il leur dit encore : « Fermez les yeux, *puis essayez de les ouvrir.* » Ils sentent que leurs paupières sont comme collées, et elles ne s'ouvrent plus qu'à la volonté de l'opérateur.

Si l'on fait faire aux magnétisés une série de mouvements quelconques : tourner les bras, remuer les doigts, se gratter le nez, et qu'on les engage ensuite à s'arrêter, les mouvements se continuent indéfiniment.

Après chaque expérience, les sujets *gardent le souvenir* de tout ce qui s'est passé et peuvent rendre compte de leurs impressions.

Quelques sujets ne dépassent jamais cette première période et ne peuvent être poussés plus loin.

Deuxième période. — Etat spécial d'insconscience *(Somnambulisme)*

On reconnaît généralement l'aptitude des sujets

à entrer dans cette deuxième période lorsqu'ils peuvent être *endormis* par un ordre du magnétiseur. Le « sommeil » en question, hâtons-nous de le dire, n'a que les apparences du sommeil normal. En réalité, c'est un état physiologique tout différent.

Les divers phénomènes déterminés par la fascination obtiennent alors leur maximum de puissance et d'intensité.

Quand les yeux du sujet rencontrent ceux du magnétiseur, il y a le plus souvent attraction violente : le sujet se précipite impétueusement, et si l'on cherche à s'interposer ou à mettre un obstacle entre lui et les yeux qui l'ont fasciné, il écarte la personne ou l'obstacle avec une exaspération servie *par des forces quintuplées*. Si à ce moment on tâte le pouls du sujet, on s'aperçoit qu'il s'est accéléré considérablement.

Les sujets, une fois ramenés à l'état normal, ne se souviennent pas de ce qu'ils ont fait.

Modifications de la Motilité
et de la Sensibilité

Des contractures musculaires, de courte ou de longue durée peuvent être obtenues sur les diverses parties du corps.

La peau est généralement frappée d'analgésie (insensibilité à la douleur) ; mais le cas contraire se présente quelquefois, c'est-à-dire que la sensibilité est très exaltée.

L'hyperesthésie (surexcitation) des sens spéciaux est presque toujours considérable.

Un autre phénomène, des plus remarquables, est la catalepsie. On immobilise les sujets dans n'importe quelle attitude, et ils restent comme pétrifiés, le regard fixe, la physionomie pâle et impassible.

Dans cet état, la peau est frappée d'insensibilité absolue.

On donne aux membres les positions les plus bizarres, et ils restent fort longtemps dans ces positions, sans qu'au réveil les sujets éprouvent la moindre fatigue.

En mettant les membres dans une attitude en rapport avec une passion quelconque, on voit aussitôt l'expression correspondante à cette passion apparaître sur le visage des sujets.

Dans cet état de catalepsie on peut produire des contractures tétaniques généralisées, et le corps tout entier se tend avec une telle raideur que, le tête et les pieds posés sur deux chaises, il supporte sans faiblir des poids énormes.

C'est également pendant la catalepsie qu'on obtient l'*extase*.

SUGGESTIONS

Toutes les suggestions de la période précédente se produisent *a fortiori* pendant l'état d'inconscience, avec une perfection plus absolue et « presque toujours » sans résistance sérieuse de la part des sujets, devenus de simples automates.

Mais ces suggestions ne sont pas les seules. Le cerveau des magnétisés s'ouvre, pour ainsi dire, à l'expérimentateur, qui peut impressionner à sa guise les centres sensoriels et les centres psychiques.

Nous allons faire une revue rapide de ces nouvelles suggestions.

Suggestions purement sensorielles

(*Illusions*, *Hallucinations*, *etc.*)

On provoque chez les sujets ou l'anesthésie (insensibilité) ou l'hyperesthésie (excitation de la sensibilité), soit totales, soit partielles.

On abolit les sens spéciaux, en rendant muet, sourd, aveugle, etc.

On fait croire aux sujets qu'ils ont froid ou chaud, qu'ils ont la colique, le mal de dents, qu'ils sont paralysés, qu'ils sont dévorés par des puces, etc.

A la volonté du magnétiseur, ils voient dans un bâton un serpent, dans une rose un crapaud, dans une personne présente un animal féroce.

Si l'on bat du tambour auprès d'eux, ils distinguent un air de flûte ou le cri d'un oiseau. On tire des coups de pistolet, et ils entendent une valse jouée par un violon.

Ils fument un crayon pour un cigare, boivent de l'eau pure pour de l'absinthe — et se grisent, — respirent de l'ammoniaque avec délices, le prenant pour un parfum exquis. Ils sont purgés par un verre de cognac qu'on leur dit être de l'huile de ricin et boivent de l'huile de foie de morue avec la conviction que c'est du champagne,

On leur fait voir, sur des points *où il n'y a rien*.

8

des personnes de leur connaissance, vivantes ou mortes, un précipice, un jardin, une rivière...

Chez certains sujets, on peut surexciter les sens spéciaux dans des proportions considérables, leur faire lire à la distance de plusieurs mètres un journal imprimé en petits caractères, leur faire entendre le tic-tac d'une montre placée dans la poche d'une personne éloignée, les impressionner de loin par des parfums ou des odeurs désagréables, etc.

Suggestions d'ordre psychique.

VOLONTÉ. — Les sujets exécutent passivement les ordres donnés par le magnétiseur, lors même que ces actes sont en opposition avec leur caractère, leurs habitudes, leur éducation.

MÉMOIRE. — On fait oublier aux sujets leur nom, leur âge, leur profession, l'endroit où ils se trouvent, des lettres de l'alphabet, des chiffres, les noms des objets les plus usuels. Ils ne savent plus ni lire, ni écrire, ni compter. Un peintre n'a plus aucune idée de la différence des couleurs.

PERSONNALITÉ. — Ces suggestions ne sont, à proprement parler, qu'une complication des précédentes, car elles s'attaquent à la mémoire — mais en remplaçant la notion perdue par une autre, qu'imagine l'expérimentateur.

Les sujets changent de nom, de profession, d'âge, de sexe, etc., et agissent en conformité des exigences de leur personnalité nouvelle.

Ils peuvent également se croire changés en animaux et prendre la voix, les allures de ces animaux.

Suggestions persistant ou s'accomplissant après le réveil

Chez la plupart des sujets on peut provoquer des suggestions sensorielles ou psychiques, qui se continuent ou s'accomplissent après le réveil.

Ces suggestions durent plus ou moins longtemps. Les unes cessent d'elles-mêmes presque aussitôt. Les autres, pour prendre fin, exigent l'intervention de l'opérateur.

Troisième période. — État de veille consécutif *(Veille magnétique)*

Nous croyons devoir dénommer ainsi l'état dans lequel se continuent les suggestions persistantes et s'accomplissent les suggestions à échéance imposées pendant l'état inconscient.

Les sujets semblent parfaitement éveillés ; ils voient et entendent les personnes qui les entourent, causent avec elles le plus raisonnablement du monde, marchent et agissent comme à l'ordinaire. Où l'on s'aperçoit que leur état est anormal, c'est lorsqu'ils obéissent à la suggestion : ils subissent cette suggestion *sans en garder aucun souvenir,* tandis qu'ils conservent la mémoire pour tout le reste.

Quelques sujets cependant (le plus petit nombre) se souviennent. Les uns disent avoir fait telle ou telle chose *sans savoir pourquoi.* Les autres affirment qu'ils ont agi *en pleine liberté, de leur propre mouvement.*

Aucun de ces sujets ne se rappelle jamais avoir reçu un ordre quelconque du magnétiseur.

Observations importantes

Des exceptions

La classification qui précède, bien qu'établie d'après de nombreuses expériences, n'a rien de rigoureux, d'absolu.

Comme nous le disions en commençant, elle est exacte pour la généralité des cas. Mais elle comporte des exceptions assez nombreuses.

Ainsi, certains phénomènes particuliers à la deuxième période peuvent cependant être provoqués sur des sujets éveillés qui ont constamment conscience de leur état.

Quelques sujets, extrêmement sensibles, arrivent d'emblée à l'état d'inconscience, sans passer par la première période.

D'autres, bien qu'aptes à entrer dans les divers états magnétiques, ne sont pas influencés par la fascination comme les précédents. En fixant leurs regards sur ceux du magnétiseur ils s'endorment, et il n'y a plus ensuite qu'à leur ouvrir les yeux pour obtenir les suggestions et les autres phénomènes que nous avons décrits. Ces sujets ne sont pas *attirés violemment*, et ils ont généralement les mouvements plus lents que les fascinés proprement dits.

L'*Amnésie* (perte de la mémoire) n'accompagne pas constamment les phénomènes de l'état inconscient. Il y a des sujets qui se souviennent, après un temps plus ou moins long, et plus ou moins confusément, comme on se souvient d'un rêve.

Ces différences et ces exceptions doivent être constatées. Quant à en donner une explication plausible, il n'y faut pas songer. Dans l'état actuel de nos connaissances, les phénomènes paraissant obéir à des règles générales aussi bien que ceux qui dérogent à ces règles ont fait naître cent théories contradictoires et provoqué des discussions sans fin.

Nous n'avons, nous, et ne voulons avoir aucune théorie. Il nous suffit de constater les faits et de prouver qu'ils existent.

Tous les sujets subissent-ils également toutes les suggestions?

Non, toutes les suggestions ne peuvent pas être provoquées chez tous les sujets, même dans l'état d'inconscience.

Les uns se refusent obstinément à changer de nom, tandis qu'ils acceptent sans difficulté des hallucinations quelconques.

D'autres laissent modifier leur personnalité et cependant résistent aux ordres qui leur sont donnés.

Ceux-ci ne sont influencés que pendant l'état d'inconscience *et pour toute la durée de cet état —*

et, une fois éveillés, n'accomplissent pas les actes qui leur ont été suggérés.

Ceux-là exécutent les actes commandés, mais ne voient pas et n'entendent pas ce qu'on a voulu leur faire voir ou entendre, etc., etc.

Il est beaucoup de ces résistances dont on vient à bout après des magnétisations répétées.

La simulation de certains phénomènes magnétiques est-elle possible?

Oui, cette simulation est possible, et des magnétiseurs exercés — aussi bien que des médecins très habiles — se sont parfois laissé prendre aux pièges que leur tendaient des sujets peu scrupuleux (1).

Mais ils se sont laissé prendre parce qu'ils ne songeaient pas à l'éventualité d'une supercherie.

En effet, pour l'expérimentateur qui a sérieu-

(1) C'est surtout dans les hôpitaux, que les hystériques, soit dans le but d'obtenir des faveurs refusées aux autres malades, soit tout simplement pour s'amuser, imitent les véritables hypnotisés et jouent aux chefs de service des tours pendables.

A ce sujet, nous pourrions citer un exemple des plus drôlatiques. Le célèbre docteur D***, médecin en chef d'un grand hôpital de Paris, avait écrit, sur des phénomènes extraordinaires présentés par une hystérique pendant une période de six mois, un rapport circonstancié qui devait être lu à l'Académie de médecine et émerveiller le monde savant. Quelques jours avant la lecture (heureusement), un interne découvrit, par le plus grand des hasards, que l'hystérique en question n'avait jamais été hypnotisée et qu'elle avait joué six mois la comédie pour avoir à discrétion du poulet, des côtelettes et du vin de Bordeaux.

Le docteur D*** dut jeter au feu son rapport.

sement étudié les phénomènes et en connait la marche régulière, à côté de chaque expérience se trouve — comme en arithmétique à côté de chaque opération — une manière de faire la preuve.

Il y a des particularités physiques et physiologiques forcément ignorées des sujets. Lorsque ces particularités manquent, l'opérateur prudent sait qu'on cherche à le tromper.

En pareil cas, lorsque nous découvrons une tentative de fraude, nous ne manquons jamais de la signaler aux spectateurs de nos expériences.

Ajoutons que nombre de phénomènes sont de ceux que ne peuvent simuler même les mauvais plaisants les plus ingénieux.

FIN

.